Exposition und Konfrontation

Standards der Psychotherapie
Band 3

Exposition und Konfrontation

Dr. Tobias Teismann, Prof. Dr. Jürgen Margraf

Herausgeber der Reihe:

Prof. Dr. Martin Hautzinger, Prof. Dr. Kurt Hahlweg,
Prof. Dr. Jürgen Margraf, Prof. Dr. Winfried Rief

Tobias Teismann
Jürgen Margraf

Exposition und Konfrontation

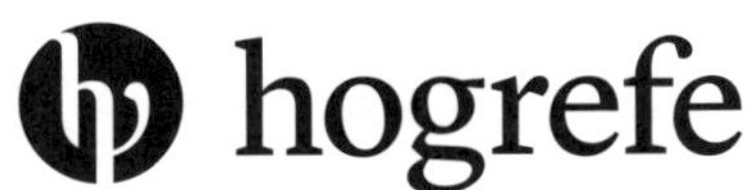

Dr. Tobias Teismann, geb. 1975. 1996–2002 Studium der Psychologie in Mainz und Bochum. Psychologischer Psychotherapeut (Verhaltenstherapie). 2009 Promotion. Seit 2004 Wissenschaftlicher Mitarbeiter in der Arbeitseinheit für Klinische Psychologie und Psychotherapie der Ruhr-Universität Bochum. Seit 2012 Geschäftsführender Leiter des Zentrums für Psychotherapie der Ruhr-Universität Bochum. Arbeitsschwerpunkte: Arbeit mit Ressourcen in der Psychotherapie, Depression und depressives Grübeln, Suizidalität und Suizidprävention.

Prof. Dr. Jürgen Margraf, geb. 1956. 1975–1983 Studium der Psychologie, Soziologie und Physiologie in München, Brüssel, Kiel und Tübingen. 1983–1986 Research Scholar in Psychiatry and Behavioral Sciences an der Stanford University, USA. 1986 Promotion. 1986–1992 Wissenschaftlicher Mitarbeiter an der Universität Tübingen und Hochschulassistent an der Universität Marburg. 1990 Habilitation. 1990–1992 Lehrstuhl-Vertretung an der Universität Münster, dann Wechsel auf eine Professur für Klinische Psychologie an der FU Berlin. 1993–1999 Inhaber des Lehrstuhls für Klinische Psychologie und Psychotherapie an der Technischen Universität Dresden. 1999–2010 Ordinarius für Klinische Psychologie und Psychotherapie an der Universität Basel. Seit 2010 Alexander-von-Humboldt-Professor für Klinische Psychologie und Psychotherapie und Leitung des Forschungs- und Behandlungszentrums für psychische Gesundheit an der Ruhr-Universität Bochum.

Bibliografische Information der Deutschen Nationalbibliothek
Die Deutsche Nationalbibliothek verzeichnet diese Publikation in der Deutschen Nationalbibliografie; detaillierte bibliografische Daten sind im Internet über http://dnb.dnb.de abrufbar.

Hogrefe Verlag GmbH & Co. KG
Merkelstraße 3
37085 Göttingen
Deutschland
Tel. +49 551 999 50 0
Fax +49 551 999 50 111
verlag@hogrefe.de
www.hogrefe.de

Satz: Matthias Lenke, Weimar
Druck: Hubert & Co, Göttingen
Printed in Germany
Auf säurefreiem Papier gedruckt

1. Auflage 2018

(E-Book-ISBN [PDF] 978-3-8409-2825-3; E-Book-ISBN [EPUB] 978-3-8444-2825-4)
ISBN 978-3-8017-2825-0
http://doi.org/10.1026/02825-000

Inhaltsverzeichnis

Einführung

Expositionstherapien haben sich als hocheffektives Verfahren in der Behandlung sowohl von Angststörungen wie spezifischen Phobien, Agoraphobie, Panikstörung, sozialer Phobie, generalisierter Angststörung, Zwangsstörungen (Ruhmland & Margraf, 2001a, 2001b, 2001c) und posttraumatischer Belastungsstörung (Bradley et al., 2005), als auch in der Behandlung von alkoholbezogenen Störungen (Conklin & Tiffany, 2002) und von Essstörungen (Jansen, 2005) erwiesen. Der Nutzen von Expositionstherapien ließ sich überdies in klinischen Studien genauso wie in der Routineversorgung nachweisen (Stewart & Chambless, 2009). Gerade im Bereich der Angststörungen scheint die Exposition *der* zentrale Behandlungsbaustein zu sein (Meuret, Wolitzky-Taylor, Twohig & Craske, 2012).

Seltener Einsatz in der klinischen Praxis

Trotz der erwiesenen Wirksamkeit des Verfahrens und der Tatsache, dass ein konfrontatives Vorgehen von Patienten gut akzeptiert wird, werden Expositionsverfahren in der Praxis nur selten angeboten: In diesem Sinne fanden beispielsweise Roth und Kollegen (2004) in einer anonymen Befragung von Verhaltenstherapeuten, dass lediglich 33 % Konfrontationsverfahren mit Reaktionsverhinderung regelhaft zur Behandlung von Zwangspatienten einsetzen – und dies, obwohl etwa 91 % der Verhaltenstherapeuten in ihren Kassenanträgen angeben, ein entsprechendes Vorgehen zu planen (Schubert et al., 2003). Befragt man Zwangspatienten selbst, so berichten in etwa 29 % von durchgeführten Expositionsübungen im Rahmen einer zurückliegenden Verhaltenstherapie (Böhm et al., 2008). In einer amerikanischen Praktikerbefragung ergaben sich gleichermaßen geringe Zahlen bezüglich des Einsatzes imaginativen Nacherlebens bei posttraumatischen Belastungsstörungen, so gaben gerade einmal 17 % an, mit traumatischen Erinnerungen zu konfrontieren (Becker, Zayfert & Anderson, 2004).

Negative Therapeutenüberzeugungen

Negative Überzeugungen bezüglich der ethischen Vertretbarkeit, der potenziellen Gefährlichkeit und der Zumutbarkeit von Expositionsverfahren sind sehr verbreitet (Deacon et al., 2013) und begründen den seltenen Einsatz von Expositionsverfahren. Ironischerweise repräsentieren viele dieser Therapeutenbefürchtungen („Die Symptome könnten schlimmer werden“, „Der Patient könnte ohnmächtig werden“ etc.) dabei genau die ungünstigen Patientenbefürchtungen, welche durch die Exposition behandelt werden sollen.

Um Unsicherheiten und Vorbehalte gegenüber der Expositionstherapie – als einer der wirksamsten Psychotherapiepraktiken überhaupt – abzubauen, ist es wichtig, sich mit dem praktischen Vorgehen sehr genau vertraut zu machen, bestenfalls eigene Erfahrungen mit Expositionen zu machen und so die eigene Haltung zu klären. Zu diesem Zweck möchte das vorliegende Buch einerseits den aktuellen Wissensstand zu dieser Interventionsform zusammenfassen und andererseits eine konkrete Anleitung für die praktisch-therapeutische Umsetzung – bei verschiedenen Störungsbildern – geben. Im Einzelnen wird zunächst ein Überblick über verschiedene Arten von Expositionen und deren Entwicklung gegeben, bevor auf ethische Aspekte der Expositionsbehandlung eingegangen wird. Es folgt eine Übersicht über verschiedene theoretische Modelle zur Wirkweise von Expositionen, bevor im dritten Kapitel auf notwendige diagnostische und problemanalytische Schritte im Vorfeld einer Expositionsbehandlung eingegangen wird. Im vierten Kapitel werden sodann verschiedene Expositionsarten ausführlich dargestellt. Beschrieben wird die Planung und die Durchführung von In-vivo-Expositionen, interozeptiven Expositionen, In-sensu-Expositionen und sogenannten Cue-Expositionen. Ergänzend wird auf Kontraindikationen und potenzielle Besonderheiten oder Schwierigkeiten bei der Durchführung eingegangen. Anschließend werden neuere Entwicklungen wie die Durchführung von Virtual Reality Expositionen und die Nutzung von medikamentösen Enhancement-Strategien skizziert. Das Buch schließt mit einer Übersicht über Effektivitätsnachweise der Expositionstherapie im Rahmen verschiedener Störungsbilder.

1 Beschreibung der Methode

Patienten suchen gezielt Situationen auf, in denen Ängste und Unbehagen auftreten

Das zentrale Prinzip der Konfrontationsbehandlung besteht darin, dass Patienten unter therapeutischer Hilfe genau solche Situationen aufsuchen, in denen ihre psychischen Probleme – u.a. Angst, Unbehagen, Verlangen – auftreten. So werden Patienten, die an Angststörungen leiden – in Abhängigkeit von ihren jeweiligen Befürchtungen – beispielsweise angeleitet, sich Hunden anzunähern, mit Spinnen zu hantieren, mit dem Auto über Autobahnen zu fahren, hohe Türme zu besteigen, in Kaufhäuser, U-Bahnen, auf große Plätze oder in enge Räume zu gehen. Patienten mit Essstörungen lernen, sich vor dem Spiegel mit dem Anblick ihres Körpers zu konfrontieren oder sich Lebensmitteln auszusetzen, die in der Vergangenheit einen Essanfall stimuliert haben. Alkoholabhängige Patienten werden mit alkoholbezogenen Reizen konfrontiert, um die Erfahrung zu machen, dass Verlangen nach einiger Zeit abklingt und sich Versuchungssituationen ohne Rückfall bewältigen lassen. Grundsätzlich wird die Exposition zeitlich so lange ausgedehnt, bis Angst, Ekel, Unbehagen, Verlangen deutlich zurückgegangen sind, oder bis klar geworden ist, dass die vom Patienten befürchteten negativen Konsequenzen nicht eintreten.

Goethe

Das Grundprinzip der Exposition war bereits lange vor der Beschäftigung der Fachwissenschaften mit diesem Thema bekannt. So beschreibt Goethe in seinem Werk *Dichtung und Wahrheit*, wie er sich selbst durch Konfrontation heilte.

> Ein starker Schall war mir zuwider, krankhafte Gegenstände erregten mir Ekel und Abscheu. Besonders aber ängstigte mich ein Schwindel, der mich jedesmal befiel, wenn ich von einer Höhe herunterblickte. Allen diesen Mängeln suchte ich abzuhelfen, und zwar, weil ich keine Zeit verlieren wollte, auf eine etwas heftige Weise. Abends beim Zapfenstreich ging ich neben der Menge Trommeln her, deren gewaltsame Wirbel und Schläge das Herz im Busen hätten zersprengen mögen. Ich erstieg ganz allein den höchsten Gipfel des Münsterturms und saß in dem so genannten Hals, unter dem Knopf oder der Krone, wie mans nennt, wohl eine Viertelstunde lang, bis ich es wagte, wieder heraus in die freie Luft zu treten, wo man auf einer Platte, die kaum eine Elle ins Gevierte haben wird, ohne sich sonderlich anhalten zu können, stehend das unendliche Land vor sich sieht, indessen die nächsten Umgebungen und Zieraten die Kirche und alles, worauf und worüber man steht, verbergen. Es ist völlig, als wenn man sich auf einer Montgolfiere in die Luft erhoben sähe. Dergleichen Angst und Qual wiederholte ich so oft, bis der Eindruck mir ganz gleichgültig ward, und ich habe nachher bei Bergreisen und geologischen Studien, bei großen Bauten, wo ich mit den Zimmerleuten um die Wette über die

> freiliegenden Balken und über die Gesimse des Gebäudes herlief, ja in Rom, wo man eben dergleiche Wagstücke ausüben muss, um bedeutende Kunstwerke näher zu sehen, von jenen Vorübungen großen Vorteil gezogen. Die Anatomie war mir auch deshalb doppelt wert, weil sie mich den widerwärtigsten Anblick ertragen lehrte, indem sie meine Wißbegierde befriedigte. Und so besuchte ich das Klinikum des ältern Doktor Ehrmann sowie die Lektionen der Entbindungskunst seines Sohnes, in der doppelten Absicht, alle Zustände kennenzulernen und mich von aller Apprehension gegen widerwärtige Dinge zu befreien. Ich habe es auch wirklich darin so weit gebracht, dass nichts dergleichen mich jemals wieder aus der Fassung setzen konnte. Aber nicht allein gegen diese sinnlichen Eindrücke, sondern auch gegen die Anfechtungen der Einbildungskraft suchte ich mich zu stählen. Die ahndungs- und schauervollen Eindrücke der Finsternis, der Kirchhöfe, einsamer Orte, nächtlicher Kirchen und Kapellen, und was hiermit verwandt sein mag, wusste ich mir ebenfalls gleichgültig zu machen; und auch darin brachte ich es so weit, dass mir Tag und Nacht und jedes Lokal völlig gleich war, ja dass, als in später Zeit mich die Lust ankam, wieder einmal in solcher Umgebung die angenehmen Schauer der Jugend zu fühlen, ich diese mir kaum durch die seltsamsten und fürchterlichsten Bilder, die ich hervorrief, wieder einigermaßen erzwingen konnte. (Goethe, 1970, S. 337–338)

Auch in der Fachliteratur tauchen konfrontative Methoden schon früh auf. Beispielsweise empfahl Oppenheim bereits 1911 in seinem *Lehrbuch der Nervenkrankheiten*, mit agoraphobischen Patienten zusammen die gefürchteten Plätze zu überqueren. Zur gleichen Zeit wies Sigmund Freud auf die Bedeutung konfrontativer Maßnahmen und die Grenzen der psychoanalytischen Therapie bei Phobien hin. In *Wege der psychoanalytischen Therapie* aus dem Jahr 1917 schrieb er dazu Folgendes:

Freud

> Unsere Technik ist an der Behandlung der Hysterie erwachsen und noch immer auf diese Affektion eingerichtet. Aber schon die Phobien nötigen uns, über unser bisheriges Verhalten hinauszugehen. Man wird kaum einer Phobie Herr, wenn man abwartet, bis sich der Kranke durch die Analyse bewegen lässt, sie aufzugeben. Er bringt dann niemals jenes Material in die Analyse, das zur überzeugenden Lösung der Phobie unentbehrlich ist. Man muss anders vorgehen. Nehmen Sie das Beispiel eines Agoraphoben; es gibt zwei Klassen von solchen, eine leichtere und eine schwerere. Die ersteren haben zwar jedesmal unter Angst zu leiden, wenn sie allein auf die Straße gehen, aber sie haben darum das Alleingehen noch nicht aufgegeben; die anderen schützen sich vor der Angst, indem sie auf das Alleingehen verzichten. Bei diesen letzteren hat man nur dann Erfolg, wenn man sie durch den Einfluss der Analyse bewegen kann, sich wieder wie Phobiker ersten Grades zu benehmen, also auf die Straße zu gehen und während dieses Versuches mit der Angst zu kämpfen. Man bringt es also zunächst dahin, die Phobie so weit zu ermäßigen, und erst wenn dies durch die Forderung des Arztes erreicht ist, wird der Kranke jener Einfälle und Erinnerungen habhaft, welche die Lösung der Phobie ermöglichen. (Freud, 1895, S. 191)

Eine erste wissenschaftliche Arbeit, die im engeren Sinne als verhaltenstherapeutisch bezeichnet werden kann, wurde 1924 schließlich von Mary Cover

Jones veröffentlicht. Die Einzelfallstudie des „kleinen Peters“ beschreibt die Behandlung eines knapp Dreijährigen mit Angst vor Ratten, Kaninchen und anderen flauschigen Objekten (Pelzmäntel, Federn, Baumwolle). Jones behandelte Peter, indem sie ihn mit anderen Kindern zusammenbrachte, die keine Angst vor Kaninchen äußerten. Peter spielte jeden Tag mit drei anderen Kindern, wobei während eines Teils der Spielzeit ein Kaninchen anwesend war. Peters anfänglich starke Angstreaktion nahm kontinuierlich ab, bis er schließlich ruhig und unbeteiligt das Kaninchen anschauen konnte. Als Peter nach einer auskurierten Krankheit von einer Krankenschwester mit dem Taxi vom Krankenhaus nach Hause gebracht werden sollte, erlebte er einen Rückfall. Während sie in das Taxi einsteigen wollten, lief ein großer Hund auf sie zu und sprang sie an. Beide erschreckten sich sehr. Jones machte für den Rückfall die folgenden Variablen verantwortlich: eine fremde Umgebung, ein aversiver Stimulus (der Hund) und ein ängstliches Erwachsenen-Modell. Sie änderte ihre Therapiestrategie und konfrontierte Peter von nun an direkt mit dem Kaninchen, während er in seinem Hochstuhl saß und seine Lieblingsspeisen aß. Das Kaninchen wurde hierbei zunehmend an Peters Stuhl angenähert. Auch bei diesem Behandlungsteil wurden nicht ängstliche Kinder herangezogen, die vor den Augen Peters mit dem Kaninchen spielten. Schon bald konnte Peter ein Kaninchen auf den Arm nehmen, ohne eine Angstreaktion zu zeigen. Augenscheinlich weist die von Jones verwendete Methode große Ähnlichkeit mit der später von Wolpe (1958) beschriebenen Methode der systematischen Desensibilisierung auf.

„Kleiner Peter“

Die Arbeiten von Wolpe (1958) zur systematischen Desensibilisierung und die Arbeiten von Stampfl und Lewis (1967) zur Implosionstherapie bildeten sodann das eigentliche Fundament der heutigen Expositionstherapie. Basierend auf tierexperimentellen Studien postulierte Wolpe (1954) in dem Artikel „Reciprocal Inhibition as the Main Basis of Psychotherapeutic Effects“ die reziproke Hemmung als allgemeingültiges Prinzip: Eine Angstreduktion wird erreicht, wenn angstauslösende Reize zusammen mit solchen Reizen vorgegeben werden, die eine dominierende antagonistische Reaktion auf Angst (die reziproke Hemmung) hervorrufen. Um sicher zu sein, dass die Hemmung stark genug war, gab er die angstauslösenden Reize stufenweise mit ansteigendem Schweregrad vor. Bei der Anwendung seiner Forschungsergebnisse auf Menschen zog Wolpe hauptsächlich drei Reaktionsbereiche in Betracht, die reziprok hemmend wirken konnten: sexuelle Reaktionen, assertive (selbstsichere) Reaktionen und Entspannungsreaktionen. Um Furchtreaktionen durch reziproke Hemmung abzubauen, brachte Wolpe seinen Patienten zunächst eine Entspannungstechnik – die progressive Muskelentspannung – bei und ermutigte sie dann, ihre gefürchteten Situationen Schritt für Schritt und unter Aufrechterhaltung der Entspannung zu durchleben. Ursprünglich benutzte Wolpe Konfrontationen in vivo, ging dann aber zu Vorstellungsübungen über, da diese besser kontrollierbar und leichter zu verwirklichen waren.

Wolpe

Implosionstherapie

Stampfl und Lewis (1967) orientierten sich bei der Entwicklung ihrer Implosionstherapie sowohl am Löschungsprinzip der klassischen Konditionierung als auch an psychodynamischen Vorstellungen Sigmund Freuds. In diesem Sinne nahmen Stampfl und Lewis (1967) an, dass die Löschung einer konditionierten Angst am ehesten dann auftreten kann, wenn die vorgegebenen auslösenden Stimuli denen der ursprünglichen Konditionierungssituation möglichst ähnlich sind. Konfrontiert wurde schrittweise in der Vorstellung; dabei nutzten sie zum Teil auch unmögliche oder übertriebene Vorstellungsbilder (z. B. von extrem hohen Türmen), um möglichst viel Angst hervorzurufen. Darüber hinaus wurde auch mit Vorstellungsbildern konfrontiert, die aus psychodynamischer Sicht dem Angsterleben zugrunde liegen sollen, wie z. B. ödipale Szenen, aggressives Verhalten den Eltern oder Geschwistern gegenüber, Ablehnungserlebnisse usw. Hogan (1968) gibt ein Beispiel für eine Implosionstherapie, bei der der Patient angeleitet wird, sich vorzustellen, wie eine Schlange über ihn kriecht, ihm in den Finger beißt, ihm ins Gesicht beißt, die Augen des Patienten isst und in die Nase des Patienten kriecht. Die Nutzung entsprechender Übertreibungen konnte sich langfristig nicht durchsetzen.

Exposition als zentrale Interventionsmethode

In den 70er-Jahren des 20. Jahrhunderts wurde deutlich, dass die vielen verhaltenstherapeutischen Therapieprogramme zur Behandlung von Angsterkrankungen Konfrontation als gemeinsame Interventionsmethode teilen. In diesem Sinne kam beispielsweise Marks (1975) in einer systematischen Literaturzusammenfassung zu dem Schluss, dass die reine Konfrontation mit aversiven Reizen genauso effektiv sei wie die systematische Desensibilisierung. Er prägte in diesem Rahmen dann auch den Begriff der Exposition („exposure") für die heutige gängige Form der Konfrontationsbehandlung.

Konfrontation impliziert aktives Patientenverhalten

In dem vorliegenden Buch werden die Begriffe Exposition und Konfrontation synonym verwendet. Der Begriff Konfrontation impliziert, im Unterschied zum Begriff der Exposition, ein aktives Patientenverhalten und sollte u. E. daher bevorzugt werden.

1.1 Formen von Konfrontation

Konfrontationsverfahren unterscheiden sich in einer Vielzahl von Faktoren: Bei *In-sensu-Verfahren* konfrontiert sich der Patient in der Vorstellung mit angstauslösenden Reizen. Bei *In-vivo-Verfahren* setzt sich der Patient den Reizen in der Realität aus. Zunehmend werden auch Virtual Reality Konfrontationen beforscht und eingesetzt, bei denen Patienten sich computerbasiert den Furchtreizen aussetzen. Beim *graduierten* Vorgehen werden die Patienten zunächst mit weniger angstauslösenden Reizen konfrontiert, um dann schrittweise zu immer beängstigenderen Reizen überzugehen. Bei *massierten* Verfahren wird demgegenüber unmittelbar mit der schwierigsten Situation/

Vorstellung konfrontiert. Dieses Vorgehen wird auch Flooding oder Reizüberflutung genannt. Ein weiteres Unterscheidungskriterium ist die Art der verwendeten Reize: Es kann mit *externen Reizen* wie bestimmten Tieren, Situationen oder Objekten konfrontiert werden, oder mit *internen Reizen*, wie gefürchteten Körpersymptomen oder aufdringlichen Gedanken. Schließlich kann der Einsatz *angstreduzierender Maßnahmen* während der Konfrontation erlaubt sein bzw. aktiv gefördert werden, oder der Patient wird darin unterstützt, keinerlei sicherheitsspendende Strategien während der Exposition anzuwenden (vgl. Abbildung 1).

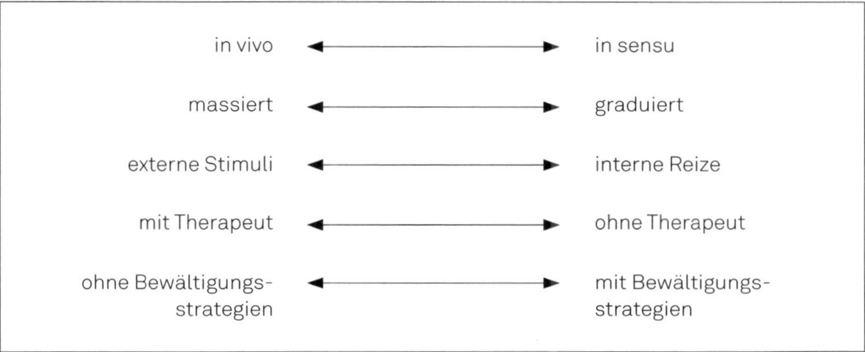

Abbildung 1: Formen von Konfrontation

Im Folgenden wird auf die zentralen Unterschiede nochmals ausführlicher eingegangen.

In sensu vs. in vivo. Die erste Dimension, anhand derer Konfrontationsverfahren differenziert werden können, betrifft die Modalität, in der die Stimuli präsentiert werden: in der Vorstellung (in sensu) oder in der Realität (in vivo). Die In-vivo-Exposition gilt vielfach als die effektivste Form der Exposition (Marks, 1987). Hierbei konfrontiert sich der Patient mit den Situationen und Objekten, die ihm Angst einflößen, in der Realität (vgl. Kapitel 4.1). Jemand, der Angst vor Spinnen hat, wird angeleitet, mit Spinnen zu hantieren. Jemand, der Angst vor dem Autofahren hat, wird beim Autofahren begleitet. Jemand, der Ängste vor Ansteckung hat, wird angeleitet, solche Dinge anzufassen, die potenziell kontaminiert sind.

In-vivo-Exposition

In-sensu-Konfrontationen oder imaginative Konfrontationen (vgl. Kapitel 4.3) stellen eine Ergänzung oder Alternative zur In-vivo-Exposition dar. Als Ergänzung können sie genutzt werden, um beispielsweise Patienten, die sehr ängstlich sind, auf eine In-vivo-Exposition vorzubereiten. In einem solchen Fall konfrontieren sich die Patienten mit den Angststimuli zunächst in ihrer Vorstellung, bevor dann schrittweise in der Realität mit dem Stimulus konfrontiert wird. Eine Ergänzung können In-sensu-Konfrontationen auch in dem

In-sensu-Exposition

Sinne darstellen, dass Patienten sich während einer In-vivo-Exposition zusätzlich mit belastenden Vorstellungen konfrontieren, um zu einem weiteren Angstanstieg beizutragen. Eine Alternative stellen In-sensu-Verfahren immer dann dar, wenn Stimuli nur schwer zugänglich bzw. kontrollierbar sind. Eine besondere Rolle spielen In-sensu-Expositionen entsprechend im Umgang mit exzessiven Sorgen (vgl. Kapitel 4.3.2) und bei der Aufarbeitung traumatischer Erlebnisse (vgl. Kapitel 4.3.3). Ganz grundsätzlich ist die Effektivität von In-sensu-Konfrontationen abhängig von der Vorstellungsfähigkeit einer Person.

Virtual Reality Exposition

Virtual Reality Expositionen, können eine Behandlungsoption darstellen, wenn Patienten über keine ausreichende Vorstellungsfähigkeit verfügen und sich eine Konfrontation in vivo nicht realisieren lässt. Bei Virtual Reality Expositionen werden Probanden in einer computergenerierten, interaktiven virtuellen Umgebung konfrontiert. Das Eintauchen in die virtuelle 3D-Welt wird z. T. noch durch weitere die Haptik und Sensorik betreffende Stimulationen unterstützt. Virtual Reality-Expositionen haben sich in diversen Untersuchungen als effektiv erwiesen (Opris et al., 2012). Eingesetzt werden sie – nicht zuletzt aufgrund der anfallenden Hard- und Softwarekosten – bislang allerdings vor allem in Forschungskontexten. Dort ist das hohe Ausmaß an Standardisierung ein besonders geschätzter Vorteil (vgl. Kapitel 5.1).

Massiert vs. graduiert. Die zweite Dimension kennzeichnet die Intensität der Vorgehensweise. Zur Vorbereitung von Konfrontationsübungen wird üblicherweise eine persönliche Hierarchie erstellt, in der die Patienten angeben, inwieweit verschiedene Situationen oder Stimuli für sie angstauslösend bzw. schwer sind (vgl. Kapitel 4.1.4.1). Bei der massierten Exposition wird sodann direkt zu Beginn mit einer der stärksten Angstsituation konfrontiert. Zudem wird die Intensität der Konfrontation noch dadurch gesteigert, dass die Patienten angeleitet werden, ihre Aufmerksamkeit auf die Angst zu fokussieren und die Symptome bewusst zu forcieren. Bei der graduierten Exposition wird hingegen Schritt für Schritt mit immer schwierigeren Situationen bzw. Objekten konfrontiert. Begonnen wird zumeist mit einem Stimulus, der leichte bis mittlere Angst auslöst, und erst, wenn diese Stimuli keine intensive Angst mehr auslösen, wird zur nächst höheren Stufe übergegangen.

Massierte Exposition

Graduierte Exposition

Es gibt nur wenige Untersuchungen zum direkten Vergleich eines graduierten mit einem massierten Vorgehen und die Ergebnisse lassen keinen eindeutigen Schluss zu. Foa und Kozak (1986) empfehlen ein massiertes Vorgehen immer dann, wenn Patienten das Angsterleben selber Angst macht („Angst vor der Angst"), wie es beispielsweise bei der Panikstörung, der Agoraphobie und verschiedenen spezifischen Phobien der Fall ist. Durch ein massiertes Vorgehen wird die Metabotschaft, dass Angst nicht gefährlich ist, am eindeutigsten transportiert (Schneider & Margraf, 1998). Weitere Vorteile der massierten Exposition bestehen darin, dass die Belastung des Patienten durch die schnelle Angstreduktion nur kurzfristig auftritt und die Patienten vielfach weniger mit Erwartungsängsten zu kämpfen haben: Viele Patienten gewinnen schon bald nach den ersten starken Angstreaktionen Zuversicht („Wenn ich den ‚Supergau' überlebt habe, dann schaffe ich auch die anderen Situationen").

Ein graduiertes Vorgehen empfiehlt sich immer dann, wenn Situationen real gefährlich sein können, beispielsweise bei Ängsten vor dem Autofahren, oder bei manchen Tierphobien. Im Kontext körperlicher Komorbiditäten ist die graduierte Konfrontation der massierten Konfrontation zudem vorzuziehen. Schließlich findet sich regelmäßig die Empfehlung, bei der Behandlung von Zwangsstörungen graduiert vorzugehen. Ein hinsichtlich der Angstintensität graduiertes Vorgehen bedeutet dabei allerdings nicht, dass nicht zeitlich massiert vorgegangen werden kann, also beispielsweise innerhalb der gleichen Sitzung große Teile oder aber auch die gesamte Angsthierarchie abgearbeitet werden kann (z.B. Öst, 1989a).

Externe vs. interne Reize. Neben der Konfrontation mit angstauslösenden Objekten und Situationen kann die Konfrontation auch mit angstlösenden internen Reizen, d.h. Körperempfindungen wie Herzklopfen, Schwindel, Atemnot, Übelkeit durchgeführt werden. Die sogenannte interozeptive Exposition ist zentral in der Behandlung von Panikstörungen, spielt aber auch in der Behandlung somatoformer Störungen und verschiedener spezifischer Phobien eine wichtige Rolle (vgl. Kapitel 4.2). Zur Steigerung des Angsterlebens können interozeptive Expositionsübungen auch kombiniert mit In-vivo-Expositionen eingesetzt werden.

Interozeptive Exposition

Mit Therapeutin vs. ohne Therapeutin. Die Konfrontation kann entweder mit oder ohne Begleitung der Therapeutin durchgeführt werden. Gerade zu Beginn der Konfrontationsbehandlung empfiehlt sich eine Begleitung durch die Therapeutin, da diese den Patienten bei der richtigen Durchführung der Konfrontationsübung unterstützen und motivieren kann. Entgegen der Vorstellung, dass es sich bei der Konfrontation um ein eher simples Verfahren handelt, gibt es diverse Aspekte, auf die bei der Exposition sorgfältig geachtet werden muss – hierfür kann die Therapeutin wichtig sein. Überdies kann die Therapeutin den Patienten unterstützen, indem sie die einzelnen Schritte der Konfrontation zunächst modelliert. Die therapeutengestützte Exposition erwies sich verschiedentlich der selbstgeleiteten Exposition als leicht überlegen.

Begleitete Exposition

Auf der anderen Seite kann die Therapeutin natürlich auch als ein Sicherheitssignal wahrgenommen werden. Entsprechend wichtig ist es, dass Patienten rasch mit selbstgeleiteten Konfrontationen beginnen (vgl. Kapitel 4.1.5.2). Überdies kann es sein, dass eine Konfrontation in Begleitung der Therapeutin von Anfang an nicht möglich ist, da der Patient im Beisein der Therapeutin keinerlei Ängste empfindet. Sollte eine Begleitung durch die Therapeutin nicht möglich sein, empfiehlt sich eine äußerst genaue und

Unbegleitete Exposition

dezidierte Vorbereitung des Patienten auf die jeweilige Expositionsübung. Insbesondere ist darauf zu achten, dass mit dem Patienten Verhaltensweisen besprochen werden, die es ihm ermöglichen die Situation aufzusuchen, bei aufkommender Angst in der Situation zu verbleiben und seine üblichen Vermeidungsverhaltensweisen zu unterbinden.

Mit vs. ohne Bewältigungsstrategien

Mit Bewältigungsstrategien vs. ohne Bewältigungsstrategien. Gerade in den Anfängen der Expositionsbehandlung wurde die Exposition meist mit aktiven Bewältigungsstrategien kombiniert. Die sicher bekannteste Methode der Angstbewältigung ist die – bereits erwähnte – systematische Desensibilisierung von Wolpe (1958).

Systematische Desensibilisierung

Systematische Desensibilisierung

Das therapeutische Prinzip der systematischen Desensibilisierung besteht aus zwei Komponenten: (1) der systematisch gesteigerten Reizkonfrontation in der Vorstellung und (2) einem Entspannungstraining. Der praktische Ablauf der Methode lässt sich gut in verschiedene Abschnitte untergliedern: Zunächst werden die angstrelevanten Situationen exploriert und hinsichtlich ihrer subjektiven Angstintensität in einer Angsthierarchie geordnet. Sodann erlernt der Patient ein Entspannungsverfahren, zumeist die progressive Muskelentspannung nach Jacobsen. Die eigentliche Therapie besteht nun in einem ständigen Wechsel von Entspannungssequenzen und dem Vorstellen der angstbesetzten Situationen. Jede Angstsituation der Hierarchie wird dabei so lange wiederholt, bis der Patient keine Anzeichen subjektiver Erregung mehr bei sich beobachtet.

Ziel ist es, den Patienten schrittweise mit den vorher definierten Angstitems zu konfrontieren und mittels zwischengeschalteter Entspannungsübungen sicherzustellen, dass keine negative Erregung auftritt.

Angstbewältigungstraining

Eine Alternative zur systematischen Desensibilisierung sind sogenannte Angstbewältigungstraining. Auch hier lernen die Patienten zunächst ein Entspannungsverfahren, die Darbietung der angstauslösenden Stimuli erfolgt allerdings in vivo. Die Patienten werden also angeleitet, sich in Situationen zu begeben, die leichte bis mittlere Angst evozieren, und auf aufkommende Angstsymptome zu achten. Der Patient lernt, diese Anzeichen möglichst frühzeitig zu registrieren und darauf mit Entspannungsübungen zu reagieren. Im Unterschied zur systematischen Desensibilisierung wird bei Angst und Anspannung die belastende Situation jedoch nicht zurückgenommen bzw. verlassen, sondern der Patient versucht, seine Erregung durch Entspannung zu reduzieren, während er in der kritischen Situation bleibt.

Bei den Konfrontationsverfahren im engeren Sinne werden Beruhigung, Entspannung oder andere Bewältigungsversuche des Patienten während der

Übungen explizit und strikt unterbunden. Zudem wird das erlernte Vermeidungsverhalten so weit wie möglich verhindert.

Letztlich können beide Vorgehensweisen mit Erfolg angewendet werden. Es sei allerdings dringend davor gewarnt, die jeweiligen Ansätze miteinander zu vermischen. Das Problem besteht darin, dass unterschiedliche Metabotschaften vermittelt werden: Bei der reinen Exposition wird die eindeutige Botschaft vermittelt, dass *Angst nicht gefährlich ist*, die Botschaft bei den Bewältigungsverfahren lässt sich hingegen so verstehen, dass *ein Übermaß an Angst vermieden werden sollte* (weil es für den Patienten zu viel werden könnte).

Exposition vs. Verhaltensexperiment

Konfrontation vs. Verhaltensexperiment

Im Rahmen der kognitiven Therapie ist es gängige Praxis, dysfunktionale Annahmen, Befürchtungen und Überzeugungen nicht nur verbal zu disputieren, sondern auch mithilfe sogenannter Verhaltensexperimente zu überprüfen. Das Ziel von Verhaltensexperimenten besteht darin, neue Informationen zu gewinnen, die der Person dabei helfen können, die Validität existierender Überzeugungen über sich selbst, andere und die Welt zu testen (Bennett-Levy et al., 2004). Es lassen sich hypothesenprüfende Verhaltensexperimente („Stimmt es eigentlich wirklich, dass ...?") von explorativen Verhaltensexperimenten („Was passiert eigentlich, wenn ...?") differenzieren.

Bei der Vorbereitung eines Verhaltensexperimentes bedarf es zunächst der Identifikation einer Schlüsselkognition, die durch das Experiment infrage gestellt werden soll. In der Folge bedarf es der Identifikation derjenigen Verhaltensweisen, die bislang eine Entkräftung der Überzeugung verhindert haben: Sämtliche Vermeidungs-, Flucht- und/oder Sicherheitsverhaltensweisen müssen also eruiert werden („Als Sie befürchteten, dass ... auftreten würde, haben Sie da etwas getan, um dies zu verhindern?" „Was machen Sie, um Ihre Befürchtungen in Schach zu halten?"), da nur durch das Unterlassen dieser Strategien Schlüsselkognitionen infrage gestellt werden können. Schlussendlich ist es wichtig, Indikatoren für das Zutreffen einer Annahme zu bestimmen. Es muss also besprochen werden, woran die Person merken könnte, dass eine Vorhersage bzw. Befürchtung sich bewahrheitet hat.

Während der Durchführung eines Experimentes wird der Patient wiederholt gebeten, einzuschätzen, wie sehr er von der ursprünglichen Annahme weiterhin überzeugt ist. Zudem verfolgen Therapeuten und Patienten aufmerksam, ob sich in der realen Situation weitere belastende Kognitionen und Sicherheitsverhaltensweisen einstellen, die zuvor nicht berichtet wurden. Im Anschluss an die Durchführung des Verhaltensexperimentes wird genau ausgewertet, was während der Durchführung des Experimentes geschehen ist und inwieweit als problematisch betrachtete eigene Verhaltensweisen oder negative Reaktionen anwesender Personen aufgetreten sind. Die Auswertung dreht sich also um die zentrale Frage „Was genau ließ sich beobachten – und wie passt das zu Ihrer Befürchtung?". Wenn vor dem Experiment eine Liste der verschiedenen Indikatoren für das Zutreffen einer Vorhersage erstellt wurde, dann sollten diese im Einzelnen durchgegangen und eingeschätzt werden. Auf Grundlage der vorgenommenen Auswertung werden die Patienten schließlich erneut gebeten, einzuschätzen, wie überzeugt sie nunmehr von der Gültigkeit einer dysfunktionalen oder funktionalen Annahme sind.

Verhaltensexperimente und Expositionen können auf den ersten Blick sehr ähnlich aussehen: Ein agoraphobischer Patient sucht gemeinsam mit seinem Therapeuten einen Supermarkt auf oder eine Patientin, die an einer Körperschemastörung leidet, betrachtet sich unter Anleitung ihrer Therapeutin im Spiegel. Beide Methoden basieren gleichwohl auf unterschiedlichen Annahmen zur Wirkweise, verfolgen verschiedene therapeutische Ziele und unterscheiden sich im konkreten Vorgehen. Als zentraler Wirkmechanismus gilt bei der Reizkonfrontation klassischerweise das Prinzip der Habituation oder Extinktion (vgl. Kapitel 4.1.5.1): Eine Person konfrontiert sich so lange und wiederholt mit einer Situation oder einem Reiz, bis sich die Reaktion auf den Reiz allmählich abschwächt. Bei Verhaltensexperimenten steht als Wirkmechanismus hingegen die Testung zuvor identifizierter Kognitionen im Vordergrund. Im Unterschied zur Gewöhnung an die Situation bzw. den Reiz ist das Ziel das bewusste Herbeiführen einer einstellungskonträren Erfahrung. Angepasst an die unterschiedliche Ausrichtung der beiden Verfahren unterscheidet sich auch die Herleitung des therapeutischen Rationals. Bevor Verhaltensexperimente durchgeführt werden, wird das kognitive Modell vermittelt; Angstverlaufskurven spielen dagegen im Rational eine untergeordnete Rolle. Dennoch ist es auch bei Expositionen unter kognitiver Perspektive wichtig, vormals gemiedene Situationen/Reize wiederholt aufzusuchen. Folgeexperimente stellen jedoch nicht einfache Wiederholungen des Ursprungsexperimentes dar, sondern werden anhand verbleibender oder neu resultierender Kognitionen geplant.

Das Aufsuchen konkreter Situationen unter einer solchen kognitiven Perspektive hat sich in verschiedenen Untersuchungen als sehr effektiv erwiesen (McMillan & Lee, 2010). Entsprechend wird in modernen Varianten der Expositionstherapie großes Gewicht auf eine ergänzende kognitive Perspektive gelegt (Craske et al., 2014) – eine genaue Formulierung der angstvollen Erwartung sollte also auch im Vorfeld einer Exposition erfolgen; wie auch im Anschluss an eine Exposition erfragt werden sollte, inwieweit sich die Befürchtung bewahrheitet hat und welche Schlüsse sich aus dem Erlebten ziehen lassen (vgl. Kapitel 4.1.5.1).

1.2 Ethische Aspekt der Expositionstherapie

Vorbehalte gegenüber einer Expositionsbehandlung sind sehr verbreitet und beziehen sich zumeist auf die ethische Vertretbarkeit, die potenzielle Gefährlichkeit und die Zumutbarkeit der Behandlungsform. Und tatsächlich ist es so, dass Patienten bei der Behandlung starkem Stress ausgesetzt werden. Darüber hinaus setzt die Exposition Patienten sicher auch einem größeren Risiko aus als rein verbale Psychotherapiestrategien: Hunde können beißen, Bienen können stechen, man kann mit dem Auto liegen oder im Aufzug stecken bleiben.

Auf der anderen Seite muss man sich aber darüber im Klaren sein, dass sich die Angst, die bei einer Konfrontation ausgelöst wird, nicht unterscheidet von der Angst, die Angstpatienten ohnehin erleben. Des Weiteren ist die Angst Teil des körperlichen Defensivprogrammes und damit nicht inhärent schädlich. Schlussendlich gilt zudem immer, dass sich Patienten in einer Konfrontation keinen Risiken aussetzen, die über ein normales Alltagsmaß hinausgehen (vgl. Kapitel 4.1.4.1). Niemand wird also bewusst gefährlichen Situationen ausgesetzt und niemand wird zu einer Auseinandersetzung gezwungen.

Wie jede andere Therapie auch bedarf die Durchführung einer Konfrontationsbehandlung selbstverständlich der informierten Einwilligung des Patienten. Grundsätzlich gilt, dass die Patienten immer darüber informiert werden, was die Therapeutin als nächsten Schritt vorhat und keine unerwarteten Situationen aufgesucht werden.

2 Theorie

Im Folgenden wird auf verschiedene Mechanismen eingegangen, die für die Wirksamkeit von Konfrontationen verantwortlich sind. Es sei der Darstellung allerdings vorangestellt, dass bis dato nicht vollständig geklärt ist, warum und auf welchen Wegen eine Expositionsbehandlung wirkt. Vielmehr herrscht ein komplexes Nebeneinander von zum Teil kompatiblen Erklärungsansätzen, die sich u.a. mit der Frage von Habituation, Extinktion und kognitiven Bewertungsprozessen beschäftigen. Vier zentrale Annahmen und Theorien werden im Folgenden dargestellt. Eine umfassendere Darstellung diverser Theorien und Theoreme findet sich u.a. bei Michael, Munsch und Margraf (2009).

2.1 Habituation

Der Begriff Habituation bezeichnet die Abnahme einer Reaktionsbereitschaft (Orientierungsreaktion) auf einen mehrfach dargebotenen Reiz: Habituation setzt dann ein, wenn ein Individuum wiederholt dem gleichen Reiz ausgesetzt ist, welcher sich als unbedeutend erweist, d.h. keine unvorteilhaften Auswirkungen hat. Die Reaktion auf diesen Reiz schwächt sich dann allmählich ab und unterbleibt schließlich vollständig. Bei der Habituation lernt ein Individuum, auf bestimmte Reize *nicht* zu reagieren, sodass ständig vorhandene Reizmuster aus der Wahrnehmung ausgeblendet werden. Eine Person, die an einer belebten Straße wohnt, nimmt beispielsweise die Fahrgeräusche nach einiger Zeit nicht mehr wahr.

Zentrale Prinzipien

Zentrale Merkmale der Habituation lassen sich wie folgt zusammenfassen:

- *Habituation ist reizspezifisch.* Das bedeutet, die Reaktion habituiert nur auf einen bestimmten Reiz. Im oben genannten Beispiel nimmt die Person die Fahrgeräusche also nicht mehr wahr, ein leise gestelltes Radio aber durchaus. Reizspezifität unterscheidet die Habituation von muskulärer Erschöpfung bzw. Müdigkeit: Wenn der Organismus konstitutionell erlahmt bzw. ermüdet ist, dann sollten alle seine Reaktionen in verminderter Stärke auftreten.
- *Die Abnahme der Reaktionsstärke findet von Mal zu Mal statt*, wobei die Fortschritte anfangs größer sind und dann kleiner werden.
- *Habituation ist nicht zeitstabil.* Wird ein Reiz, nachdem es zur Habituation gekommen ist, eine zeitlang nicht dargeboten, dann kommt es bei erneuter Reizdarbietung i.d.R. zu einer neuerlichen Reaktion (welche aber

schneller wieder habituiert). Nach einem Urlaub auf dem Land werden die Straßengeräusche in der heimatlichen Wohnung wieder wahrgenommen.
- *Habituation tritt bei schwächeren Stimuli stärker auf als bei intensiven Stimuli.* Sehr intensive Reize scheinen keine Habituation zu bewirken. Bei geschlossenen Wohnungsfenstern werden die Straßengeräusch – nach einiger Zeit – nicht mehr wahrgenommen, bei geöffneten Wohnungsfenstern aber durchaus.

Die Vorstellung, dass Angstreduktion bei Konfrontation durch Habituation zustande kommt, wurde von Lader und Wing (1966) vorgeschlagen. Habituation schien ein vielversprechender Erklärungsmechanismus für das Geschehen während einer Expositionsbehandlung zu sein. So ergeben diverse Studien eine lineare Abnahme in physiologischen Parametern und Angsteinschätzungen über die Konfrontation hinweg (Foa & Kozak, 1986).

Kritik am Habituationsparadigma

Allerdings weist die Idee, dass der Effekt einer Expositionsbehandlung auf Habituationsprozesse zurückzuführen ist, auch verschiedene Schwächen auf: So lässt sich hiermit nicht erklären, warum manche Ängste auch nach wiederholter Reizdarbietung nicht abnehmen. Zudem ist der Befund, dass eine massierte Reizkonfrontation eine erfolgreiche Angstreduktionstechnik ist, nicht mit Habituation zu vereinbaren: Habituation sollte bei intensiven Stimuli – wenn überhaupt – nur schwach auftreten. Schlussendlich besteht in der Erklärung von Angstreduktion durch Habituation eine gewisse Tautologie, denn beide sind durch eine Abnahme der Angstreaktion definiert. Entsprechend sind Habituationsprozesse zwar häufig in Angstreduktionsmodellen integriert, Habituation kann aber weder als einziger noch als grundlegender Mechanismus für die Angstabnahme betrachtet werden (Michael et al., 2009).

2.2 Gegenkonditionierung

Unter einer Gegenkonditionierung versteht man die Eliminierung einer Reiz-Reaktions-Verbindung durch das Erlernen einer alternativen Reaktion auf den Stimulus. Wolpe (1958, S. 71) formulierte das folgende Prinzip: „Wenn es gelingt eine mit Angst unvereinbare Reaktion bei Anwesenheit eines angsterzeugenden Stimulus auftreten zu lassen, so dass es zu einer vollständigen oder teilweisen Unterdrückung der Angstreaktion kommt, wird die Verbindung zwischen dem Stimulus und der Angstreaktion abgeschwächt.“ Als antagonistische Reize zu Angst und Anspannung gelten Lächeln, Zärtlichkeit, Sexualität, Süßigkeiten oder Entspannung. Durch die Gegenkonditionierung soll eine emotionale Reaktion auf einen bestimmten Reiz (z. B. starke Angst bei Konfrontation mit Spinnen) durch eine andere emotionale Reaktion ersetzt werden (z. B. Gelassenheit in Anwesenheit von Spinnen) – und langfristig ein Ausbleiben der Angstreaktion nach sich ziehen.

Antagonistische Reize

Das Konzept der Gegenkonditionierung wird herangezogen, um die Effekte der systematischen Desensibilisierung (und anderer Angstbewältigungsverfahren) zu erklären. Im Zusammenhang mit der systematischen Desensibilisierung wird das Prinzip der Gegenkonditionierung manchmal auch unter dem Stichwort „reziproke Hemmung“ diskutiert (vgl. Kapitel 1.1). Dieser Begriff stammt aus der Physiologie und beschreibt die bei Aktivierung eines Muskels reflektorisch auftretende Hemmung des antagonistischen Muskels. Wolpe (1958) postulierte eine vergleichbare reflektorische Verschaltung für komplexes Verhalten wie das Erleben von Angst.

Reziproke Hemmung

Während sich die systematische Desensibilisierung als ein wirksames Verfahren zur Reduktion pathologischer Ängste erwies (Wolitzky-Taylor et al., 2008), zeigte sich in vielen Untersuchungen, dass die Wirkung des Verfahrens auch bei einem Verzicht auf entweder die (In-sensu-)Exposition oder die Entspannung erreicht werden kann (Marks, 1975). Dieser Befund ist nicht gut vereinbar mit der Vorstellung, dass die Gegenkonditionierung bzw. reziproke Hemmung der Wirkmechanismus ist, welcher der systematischen Desensibilisierung zugrunde liegt. Vielmehr wird vermutet, dass den Angstbewältigungsverfahren die gleichen Wirkmechanismen zugrunde liegen wie den anderen Konfrontationsverfahren.

2.3 Emotionale Verarbeitung („emotional processing“)

Foa und Kozak (1986) formulierten eine einflussreiche Netzwerktheorie, welche die notwendigen Bedingungen zur Veränderung emotionaler Schemata beschreibt. Die Theorie integriert dabei Habituationsmechanismen mit dem Konzept des „korrektiven Lernens“. Die Autoren nehmen an, dass spezifische Furchtmuster, sogenannte Furchtstrukturen, im Gedächtnis abgespeichert sind und drei Arten von Informationen enthalten: (1) Informationen über den Stimulus (z. B. eine Spinne), (2) Informationen über die verbalen, physiologischen und verhaltensbezogenen Reaktionen auf den Stimulus (z. B. Herzrasen, Schreien, Weglaufen) sowie (3) Interpretationen über die Bedeutung des Stimulus (z. B. „Ich werde vergiftet“) und der damit einhergehenden Reaktionen. Es wird angenommen, dass die gesamte Furchtstruktur durch jeden Stimulus, der zu einem der drei Bestimmungsstücke passt, aktiviert werden kann.

Veränderungen der Furchtstruktur können laut Foa und Kozak (1986) jedoch nur dann zustande kommen, wenn zwei Bedingungen gegeben sind:

Aktivierung der Furchtstruktur

- Erstens muss die Furchtstruktur vollständig aktiviert werden, d. h. dass solche Reize bzw. Situationen für die Exposition gewählt werden müssen, die eine deutliche und umfassende Angstreaktion hervorrufen.

Integration inkompatibler Informationen

- Zweitens müssen während der Aktivierung der Furchtstruktur neue Informationen verarbeitet werden, die mit den in der Furchtstruktur gespeicherten Inhalten inkompatibel sind. In diesem Sinne macht ein Patient während der Exposition die (neue) Erfahrung, dass weder die angstauslösende Situation noch das Angsterleben selbst gefährlich sind, sondern es vielmehr zur Angsthabituation kommt.

Aktivierung, Within-Session- und Between-Session-Habituation

Als Indikatoren für eine emotionale Verarbeitung nennen Foa und Kozak (1986) schließlich drei Faktoren: (1) eine starke Aktivierung (z. B. erhöhte Herzfrequenz) während der Konfrontation, (2) eine Reduktion der Angst innerhalb einer Expositionsübung (Within-Session-Habituation) und (3) eine Reduktion der (initialen) Angstreaktion über wiederholte Expositionsübungen hinweg (Between-Session-Habituation). Alle drei Faktoren wurden mit der Effektivität einer Expositionsbehandlung in Verbindung gebracht. Entsprechend sollte eine Exposition so gestaltet werden, dass sowohl eine starke Aktivierung als auch eine Habituation erlebt werden. In diesem Sinne empfehlen die Autoren wiederholte und lang anhaltende Expositionen, bei welchen der Aufmerksamkeitsfokus ganz auf den Angststimulus gerichtet wird – Prozesse kognitiver Vermeidung und Ablenkung also unterbunden werden. Foa und Kozak (1986) mutmaßen, dass insbesondere die Habituationserfahrung dazu beiträgt, dass der (Angst-)Stimulus von der (Angst-)Reaktion getrennt wird, und es durch diese Erfahrung zur Auflösung der Furchtstruktur kommt. Die abnehmende Erregung soll die Wahrnehmung korrektiver Informationen über die Bedeutung des Angststimulus und der Angstreaktion zudem erleichtern.

Kritik

Die Theorie von Foa und Kozak (1986) erfreute sich einer weiten Verbreitung und prägt in entscheidender Weise die Gestaltung von Expositionsbehandlungen. Gleichwohl lassen neuere Forschungsergebnisse einige Annahmen der Theorie als fraglich erscheinen (Craske et al., 2014): So sind beispielsweise die Befunde zur Bedeutung von Within-Session-Habituation uneinheitlich und lassen offen, inwieweit die Reduktion der Angst in der Situation tatsachlich als Marker einer veränderten Situationseinschätzung gelten kann (Sripada & Rauch, 2015). Zudem stehen Befunde zur Auswirkung von Ablenkung und kognitiver Vermeidung während einer Exposition zum Teil im Widerspruch zur emotionalen Verarbeitungshypothese (Podina, Koster, Phillipot, Dethier & David, 2013). Und schließlich sind auch kürzer andauernde Expositionen, die kein Habituationserleben anstreben, wirksam (McMillan & Lee, 2010). In den letzten Jahren rückte vor diesem Hintergrund die Bedeutsamkeit inhibitorischen Lernens als Erklärungsmodell der Wirkweise von Expositionen stärker in den Vordergrund.

2.4 Extinktion und inhibitorisches Lernen

Extinktion bezeichnet – in Bezug auf klassische Konditionierungsmodelle – die Löschung einer gelernten Reiz-Reaktions-Verbindung. Wird ein konditionierter Stimulus (CS) wiederholt ohne folgenden unkonditionierten Stimulus (UCS) dargeboten, dann wird schließlich keine konditionierte Reaktion (CR) mehr gezeigt: Eine Person, die wiederholt die Erfahrung macht, dass sie neben einem Hund (CS) sitzen kann, ohne angegriffen zu werden (UCS), zeigt schließlich keine Furchtreaktion (CR) mehr. Extinktion wird als aktiver Hemmungsprozess verstanden, d.h., dass beim Extinktionslernen die konditionierte Angstreaktion nicht wirklich gelöscht, vergessen oder verlernt wird, sondern vielmehr eine neue Assoziation aufgebaut wird, welche die vorhandene Reiz-Reaktions-Verknüpfung hemmt (Bouton, 2002). Für die Annahme eines inhibitorischen Lernprozesses sprechen verschiedene experimentelle Befunde und klinische Beobachtungen:

Spontanerholung

- *Spontanerholung („spontaneous recovery")*. Konditionierte Ängste zeigen eine sogenannte Spontanerholung, d.h. eine erfolgreich gelöschte Reaktion kann nach einiger Zeit wieder auftreten. Im klinischen Kontext entspricht dieser Effekt dem sogenannten „return of fear", welcher häufig in der Zeit nach einer Expositionsbehandlung zu beobachten ist. Eine Person, die sich nach einer erfolgreichen Expositionsbehandlung nicht weiterhin den Angststimuli aussetzt, läuft daher Gefahr, dass sie bei der nächsten Konfrontation mit dem relevanten Stimulus erneut Angst erlebt.

Erneuerungseffekt

- *Erneuerungseffekt („renewal effect")*. Der Erneuerungseffekt meint das erneute Auftreten konditionierter Angstreaktionen, wenn dem Angststimulus in einem anderen Kontext – als dem Extinktionskontext – begegnet wird. Die in einer Situation erfolgreich gelöschte Angstreaktion kann in einer anderen Situation also unverändert wieder auftreten. Für die klinische Tätigkeit ist es entsprechend wichtig, dass Expositionsübungen in unterschiedlichen Kontexten und mit variierenden Stimuli, sowie ggf. in Anwesenheit unterschiedlicher Personen (Therapeut, Partner, Passanten) durchgeführt werden.

Renewal Effekt bei Spinnenphobikern

Mystkowski, Craske und Echiverri (2002) konnten das kontextabhängige Wiederauftreten von Ängsten in einer Untersuchung spinnenängstlicher Studierender nachweisen. Im Rahmen dieser Studie erhielten alle Probanden eine maximal anderthalbstündige Expositionsbehandlung, in der sie angeleitet wurden, sich einer lebenden Spinne anzunähern, diese zu berühren und sie schlussendlich in die bloßen Hände zu nehmen. Die Behandlung erfolgt dabei entweder in einem innenliegenden Therapieraum oder in einem schmutzigen Innenhof. Eine Woche später wurden die Probanden erneut konfrontiert, und zwar entweder an dem gleichen Ort, an dem die Behandlung stattgefunden hatte, oder an dem jeweils anderen Ort.

Kontextunabhängig zeigte sich, dass die Probanden zunächst gleichermaßen gut von der Behandlung profitierten. Bei der Nachuntersuchung zeigte sich jedoch, dass es zu signifikant stärkerem Wiederaufkommen subjektiver Angst kam, wenn die erneute Konfrontation nicht an dem Ort stattfand, an dem die Therapie durchgeführt wurde – unabhängig davon, ob dies der Therapieraum oder der Innenhof war. Der Befund unterstreicht die Bedeutung von Expositionsübungen in verschiedenen Kontexten.

- *Wiedereinsetzen der Reaktion („reinstatement")*. Wird nach einer vollständigen Extinktion der unkonditionierte Stimulus ohne den konditionierten Stimulus dargeboten, dann kann es dazu kommen, dass die konditionierte Reaktion auf den konditionierten Stimulus wieder einsetzt. Durch die erneute Konfrontation mit dem unkonditionierten Stimulus kommt es also zum schnellen Wiederauftreten der zuvor gelöschten Reaktion. In der klinischen Praxis kann sich dies beispielsweise so darstellen, dass eine Angst davor, im Arbeitskontext Fragen zu stellen, wieder einsetzt, nachdem man im partnerschaftlichen Kontext eine Zurückweisung erlebt hat, oder dass Angst vor Wespen wieder einsetzt, nachdem man von einer Katze gebissen wurde.

Wiedereinsetzen der Reaktion

- *Schneller Wiedererwerb („rapid reacquisition")*. Wird nach einer vollständigen Extinktion erneut der unkonditionierte Stimulus gepaart mit dem konditionierten Stimulus dargeboten, dann kommt es zu einem raschen Wiederauftreten der konditionierten Angstreaktion. Wird also beispielsweise eine Person mit einer Hundephobie nach erfolgreicher Expositionstherapie erneut von einem Hund gebissen, so ist die Gefahr groß, dass sich sehr schnell wieder eine klinisch relevante Phobie entwickelt.

Schneller Wiedererwerb

Aktuelle Vorschläge zur Optimierung von Expositionstherapien berücksichtigen die beschriebenen Phänomene und fokussieren die Stärkung der inhibitorischen Assoziationen durch ein intensiviertes Extinktionslernen (Craske et al., 2014). Entsprechende Strategien werden in Kapitel 4.1.5.1 dargestellt. Ganz grundsätzlich liefert die Extinktionshypothese sehr wichtige Hinweise zum Verständnis von Konfrontationen und zur therapeutischen Gestaltung von Expositionsübungen. Gleichzeitig gibt es Hinweise darauf, dass neben der Extinktion bzw. der Inhibition noch weitere Faktoren – wie z. B. das Ausmaß physiologischer Erregung oder das Vorhandensein phobischer Kognitionen wie auch selbstwirksamer Kognitionen – entscheidenden Einfluss auf die Rückkehr von Angst nehmen (Michael et al., 2009).

2.5 Selbstwirksamkeit

Perceived self-efficacy

Das Konzept der Selbstwirksamkeitserwartung *(perceived self-efficacy)* bezeichnet die Erwartung einer Person, aufgrund eigener Kompetenzen auch schwierige Handlungen erfolgreich ausführen bzw. Situationen meistern zu können (Bandura, 1977). Eine Person, die daran glaubt, selbst etwas be*wirken* und auch in schwierigen Situationen selbstständig handeln zu können, hat demnach eine hohe Selbstwirksamkeitserwartung. Erfolge bei der Bewältigung einer schwierigen Situation, wie z.B. einer Angstkonfrontation, stärken den Glauben an die eigenen Fähigkeiten – man traut sich auch in Zukunft das Beherrschen entsprechender Situationen zu. Entsprechend mag eine erfolgreiche Konfrontationssitzung über einen Zuwachs an Selbstwirksamkeitserleben zu einem Rückgang an Angsterleben und Vermeidungsverhalten beitragen.

Selbstwirksamkeit als Prädiktor des Therapieerfolgs

In diesem Sinne ließ sich zeigen, dass es unter einer Expositionsbehandlung nicht nur zu einer Zunahme an erlebter Selbstwirksamkeit kommt, sondern dass die Selbstwirksamkeitserwartung einer der stärksten Prädiktoren des Ansprechens auf eine Expositionsbehandlung ist (Williams, Kinney & Falbo, 1989) und einen Erklärungsmechanismus für die Generalisierung von Therapieerfolgen auf neue, ungeübte Situationen darstellt (Williams, Turner & Peer, 1985). Bei der Gestaltung von Expositionsbehandlungen ist entsprechend darauf achtzugeben, dass Patienten erreichte Erfolge ihrem eigenen Handeln bzw. ihren eigenen Fähigkeiten zuschreiben. Annahmen zur Bedeutung von Selbstwirksamkeitserwartungen liefern entsprechend relevante Hinweise zur Gestaltung von Expositionssitzungen – sie erklären hingegen nicht, auf welche Weise es zur Reduktion von Angst kommt.

2.6 Fazit

Wie bereits gesagt, erlaubt der bisherige Forschungsstand nicht, den Stellenwert der beschriebenen Wirkmechanismen zu bestimmen. Allerdings führen die verschiedenen Annahmen zur Wirkweise der Expositionstherapie in der Praxis zu einem relativ ähnlichen Vorgehen – und da, wo sich Unterschiede ergeben, fehlt es bislang an Untersuchungen, die die Über- oder Unterlegenheit einzelner Strategien abschließend belegen konnten. Insofern bieten alle Theorien wichtige Hinweise zur Gestaltung von Expositionen.

3 Diagnostik und Indikation

Im Vorfeld einer Expositionsbehandlung bedarf es einer sorgfältigen Diagnostik. Das diagnostische Vorgehen kann hierbei in fünf Schritte untergliedert werden, die sich in der Praxis jedoch oft überlappen (Margraf & Schneider, 2009):

1. Beziehungsaufbau und allgemeiner Eindruck,
2. klassifikatorische/kategoriale Diagnose,
3. organische Ursachen und Komplikationen,
4. Analyse des Problemverhaltens sowie
5. weitere diagnostische Maßnahmen vor und während der Therapie.

Die einzelnen Schritte werden im Folgenden skizziert.

3.1 Beziehungsaufbau und allgemeiner Eindruck

Im ersten Schritt geht es darum, einen allgemeinen Eindruck von dem Patienten und seinen Beschwerden zu gewinnen sowie eine tragfähige Beziehung aufzubauen. In vielen Einrichtungen wird den Patienten bereits gleich nach dem ersten telefonischen Kontakt ein Fragebogen zu den wichtigsten Informationen zugeschickt. Auf der Basis der dort erhobenen Informationen kann dann das diagnostische Gespräch effizienter durchgeführt werden.

3.2 Klassifikatorische/kategoriale Diagnose

Der zweite Schritt entspricht der Störungsdiagnostik im engeren Sinne. Bei der Störungsdiagnostik sollten strukturierte Interviews zum Einsatz kommen. Sie erfassen anhand eines vorstrukturierten Leitfadens die für die Diagnostik notwendigen Informationen. Dabei sind der Wortlaut der Fragen, deren Reihenfolge, Sprungregeln zum Auslassen von Fragen und Antwortkategorien im Leitfaden vorgegeben.

Im deutschen Sprachraum steht neben dem *Strukturierten Klinischen Interview für DSM-IV* (SKID-I; Wittchen et al., 1997) das *Diagnostische Interview bei* **DIPS** *psychischen Störungen* (DIPS; Schneider & Margraf, 2006) bzw. das *Diagnostische Kurz-Interview bei psychischen Störungen* (Mini-DIPS; Margraf, 1994) zur Verfügung. Dieses beinhaltet eine Kombination von kategorialer Diagnostik und der Erhebung therapiebezogener Daten. Es erfasst die für den psychotherapeutischen Bereich wichtigsten Störungen (alle Angststörungen, schweres depressives Syndrom, dysthymes Syndrom, manisches Syndrom, zyklothymes Syndrom, Anorexia nervosa, Bulimia nervosa, Binge-Eating-Störung, Primäre Insomnie/Hypersomnie, Störungen im Zusammenhang mit psychotropen Substanzen, somatoforme Störungen, Borderline-Persönlichkeitsstörung) und enthält Screenings für Alkoholismus und Drogenmissbrauch, körperliche Krankheiten, nicht organische Psychosen, Tabak-/Koffeinkonsum und Medikamentengebrauch.

Im Unterschied zu anderen Interviews erhebt das DIPS über die rein klassifikatorische Diagnostik hinaus klinisch relevante Informationen zur Therapieplanung: Fragen zur Entstehung und zum Verlauf der Probleme, zu situativen und kognitiven Einflussfaktoren sowie detaillierte Skalen zur Einschätzung der Symptome liefern die notwendige Basis für die Untersuchung und Behandlung. So werden etwa bei den Angststörungen Hierarchien phobischer Situationen und Listen angstmodulierender Faktoren erfragt, die für die Durchführung einer Reizkonfrontation in vivo notwendig sind. Die Gütekriterien zum DIPS für DSM-IV-TR können als befriedigend bis gut beurteilt werden (Schneider & Margraf, 2006).

3.3 Organische Ursachen und Komplikationen

Somatische Differenzialdiagnose

Beim dritten Schritt, der organischen Differenzialdiagnose, geht es um die Abklärung möglicher organischer Ursachen und Komplikationen der beobachteten psychischen Beschwerden. In aller Regel stellt es eine seltene Ausnahme dar, wenn Patienten, die bei Verhaltenstherapeuten vorstellig werden, tatsächlich organische Befunde aufweisen, die ihre psychischen Beschwerden erklären können. Aber auch wenn dies für manche Patienten belastend ist, sollte trotzdem routinemäßig eine somatische Differenzialdiagnose durchgeführt werden, da andernfalls das Übersehen von behandlungswürdigen und vielleicht sogar lebensbedrohenden Krankheiten riskiert würde.

Besonders prominente Symptome bei Angststörungen sind Herzbeschwerden wie Herzklopfen, Tachykardie und Schmerzen in der Brust. Hier ist internistische Differenzialdiagnostik kardiovaskulärer Erkrankungen gefragt. Eine internistische Differenzialdiagnostik beinhaltet zudem die Suche nach endokrinen Störungen. Hinsichtlich der Angststörungen steht die Hyperthyreose im Vordergrund. Insbesondere bei Vorliegen eines Zwangssyndroms sollte schließlich immer abgeklärt werden, ob die Symptomatik in Zusammenhang mit einer hirnorganischen Erkrankung (Missbildung, Folge von Verletzungen oder Durchblutungsstörungen, Epilepsie, Tumor) stehen könnte.

Eine ausführliche Aussicht über mögliche Differenzialdiagnosen der körperlichen Angstsymptome findet sich bei Jacobi und Margraf (2009).

3.4 Analyse des Problemverhaltens

Beim vierten Schritt, der Analyse des Problemverhaltens, geht es darum, anhand einer Problemanalyse die Bedingungen zu analysieren, die die Ängste auslösen, verschlimmern, verringern und aufrechterhalten. Im Einzelnen geht es darum, Informationen zu den folgenden Punkten zu erhalten:

Auslösende Reize. Informationen über die auslösenden Bedingungen sind von zentraler Bedeutung für die Planung und Gestaltung einer Expositionstherapie. Es lässt sich differenzieren zwischen (a) *externen Reizen* wie Situationen, Orten, Objekten oder Tätigkeiten und (b) *internen Reizen* wie Körperempfindungen, intrusiven oder aufdringlichen Gedanken, Erinnerungen und Sorgen (vgl. Kapitel 1.1).

Externe Reize lassen sich mithilfe folgender Fragen explorieren:

Externe Reize

- Vor welchen Situationen/Objekten fürchten Sie sich?
- In welchen Situationen erleben Sie Angst?
- Was genau fürchten Sie am meisten?
- Welche Situationen/Objekte vermeiden Sie?
- Welche Situationen/Objekte suchen Sie nur in Begleitung anderer Menschen oder unter intensivem Angsterleben auf?

Für die Planung einer individualisierten Konfrontationstherapie reicht es nun nicht aus, lediglich die Art der vermiedenen Situationen zu kennen, z. B. dass der Patient Angst hat, in einen Supermarkt zu gehen. Vielmehr muss genau exploriert werden, ob der Supermarkt groß oder klein sein soll, ob viele oder wenige Menschen im Supermarkt sein sollen, ob die Tageszeit einen Einfluss auf die Angst hat etc. Werden die genauen situativen Bedingungen zur Angstauslösung nicht sorgfältig exploriert, kann es passieren, dass Patient und Therapeutin zwar gemeinsam einen Supermarkt aufsuchen, der Patient aber keine Angst entwickelt, weil entscheidende Situationscharakteristika nicht gegeben sind.

Interne Reize lassen sich mithilfe folgender Fragen explorieren:

Interne Reize

- Welche Körperempfindungen lösen die meiste Angst bei Ihnen aus?
- Über welche Empfindungen sorgen Sie sich am meisten?
- Welche Symptome lösen die meisten Gesundheitsängste aus?
- Was tun Sie, um möglichst selten entsprechende Körperempfindungen zu erleben?
- Gibt es Gedanken/Erinnerungen/Vorstellungsbilder, die Sie versuchen, zu vermeiden oder zu unterdrücken?
- In welchen Situationen drängen sich diese Gedanken/Erinnerungen/Bilder auf?
- Erzählen Sie mal, was das für Intrusionen/Erinnerungen sind, die Ihnen Angst machen.

Befürchtete Konsequenzen. Neben den auslösenden Reizen braucht es ein klares Verständnis der Befürchtungen, die der Patient hat. Dies gilt um so mehr, da die gleichen Situationen mit verschiedenen Befürchtungen verknüpft sein können. Zum Beispiel kann ein Restaurantbesuch aufgrund der Befürchtung vermieden werden, sich peinlich zu verhalten, oder aber aufgrund der Befürchtung, sich zu verschlucken und zu ersticken. Darüber hinaus können aber auch die gleichen Befürchtungen in Bezug auf verschiedene Situationen bzw. Objekte bestehen, z. B. in Gegenwart von Spinnen oder in geschlossenen Räumen die Kontrolle zu verlieren und/oder verrückt zu werden. Je besser die Therapeutin die befürchteten Konsequenzen des Patienten kennt, umso besser kann die Exposition auf den Patienten zugeschnitten werden.

Befürchtungen lassen sich mithilfe folgender Fragen explorieren:

Befürchtungen erfragen

- Was genau, befürchten Sie, könnte in dieser Situation passieren?
- Was wäre das Schlimmste, was in einer solchen Situation passieren könnte?
- Stellen Sie sich vor, Sie würden in dieser Situation festsitzen: Was könnte passieren?
- Was stellen Sie sich vor, was in dieser Situation passieren könnte?
- Haben Sie an ... gedacht?
- Haben Sie vielleicht befürchtet, dass ...?

Vertical Arrow

Um die konkreten Befürchtungen besser zu verstehen, bietet es sich vielfach an, mithilfe der sogenannten „Vertical Arrow-Technik" zugrunde liegende Annahmen und Überzeugungen zu explorieren. Ausgehend von einer konkreten Befürchtung werden hierbei immer wieder die folgenden Fragen gestellt:

- Stellen Sie sich vor, das würde wirklich passieren ... Was genau wäre das Schlimmste daran? Und was wäre daran wiederum das Schlimmste? Und daran?
- Und wenn das passieren würde, was würde das über Sie aussagen?

Wenn der Patient keine Befürchtung benennen kann, sollte unter zuhilfenahme von Rollenspielen oder diagnostischen Konfrontationen versucht werden, eine klare Vorstellung zu gewinnen. Auf diese Weise lassen sich zumeist die zentralen Befürchtungen des Patienten herausarbeiten. Schwierig bleibt es z. T. bei Zwängen und Tierphobien, da Betroffene – auch bei kundiger Exploration – häufig nur diffuse Befürchtungen („Ich finde Spinnen einfach ekelig", „Ich kann Unordnung nicht aushalten") benennen können. Eine erfolgreiche Expositionsbehandlung ist in diesen Fällen gleichwohl möglich.

Sicherheitsverhalten. Schließlich müssen für die Planung der Expositionsübungen noch die Sicherheitsstrategien des Patienten exploriert werden. Es handelt sich hierbei um jene Strategien, die der Patient einsetzt, um Angst zu regulieren und das Eintreten der befürchteten Konsequenzen zu verhindern. Sicherheitsverhaltensweisen können offensichtlich (z. B. Flucht aus einer Situation), subtil (z. B. gedankliche Rituale) oder gewohnheitsmäßig (z. B. Rückversicherungen einholen) sein. Entsprechend kann es leichter oder schwerer sein, entsprechende Strategien zu erkennen.

Sicherheitsverhaltensweisen lassen sich mithilfe folgender Fragen explorieren:

Sicherheitsverhalten explorieren

- Was machen Sie, um sich in solchen Situationen sicherer zu fühlen?
- Bereiten Sie sich in irgendeiner Weise auf solche Angstsituationen vor?
- Was tun Sie, um zu verhindern, dass Ihre Befürchtungen wahr werden?
- Was würde passieren, wenn Sie diese Strategien nicht nutzen würden?

Tabelle 1 gibt eine Übersicht über verschiedene Sicherungsstrategien.

Tagebücher

Die funktionale Analyse der Störungsbedingungen kann vor Therapiebeginn oft nur unvollständig erfolgen, da im Therapieverlauf weitere wichtige Informationen anfallen können. Zusätzlich zu dem Gespräch können spezielle klinische Fragebögen dazu dienen, wichtige Informationen effizient zu erheben und den Verlauf der Therapie zu dokumentieren (vgl. Hoyer & Margraf, 2012). Selbstbeobachtungen mithilfe von Tagebüchern ergeben in der Regel zusätzliche wichtige Informationen zu den klinischen Interviews und Fragebögen (Becker & Margraf, 2016; Schneider & Margraf, 1998). Darüber hinaus sind sie bedeutsame Hilfsmittel in der Therapie und erlauben eine kontinuierliche Kontrolle des Therapiefortschritts.

Tabelle 1: Sicherheitsverhaltensweisen

Sicherheitsstrategie	Fragen
Fluchtverhalten	Fliehen Sie aus Situationen, in denen Sie Angst erleben? Wann ist es dazu gekommen?
Vermeidungsverhalten	Gibt es Dinge, die Sie wegen Ihrer Ängste vermeiden? Welche Situationen vermeiden Sie wegen Ihrer Ängste?
Kognitive Vermeidung (Ablenkung, Selbst-beruhigung)	Nutzen Sie irgendwelche gedanklichen Strategien, um sich in schwierigen Situationen sicherer zu fühlen? Lenken Sie sich in solchen Situationen auf irgendeine Weise ab? Reden Sie sich gut zu? Was genau machen Sie?
Sicherheitssignale	Tragen Sie irgendetwas mit sich, um sich sicherer zu fühlen? Gibt es irgendwelche Dinge oder Personen, die Ihnen ein Gefühl der Sicherheit – in Angstsituationen – vermitteln?
Kontrollverhalten	Kontrollieren Sie in irgendeiner Weise, dass nichts Schlimmes passiert ist/passieren wird? Bitten Sie andere Personen beim Kontrollieren um Hilfe? Was könnte passieren, wenn Sie nicht kontrollieren? Wie lange/oft kontrollieren Sie? Woher wissen Sie, wann Sie genug kontrolliert haben? Wie verhindert das Kontrollieren das Eintreten gefürchteter Konsequenzen? Was könnte passieren, wenn Sie nicht kontrollieren?
Rückversicherungs-verhalten	Vergewissern Sie sich bei anderen Personen, dass alles in Ordnung ist/nichts Schlimmes passiert ist oder passieren wird?
Neutralisierungs-verhalten	Führen Sie Rituale aus, um Sicherheit zu gewinnen? Was für Rituale führen Sie aus? Wie oft führen Sie diese Rituale aus? Was genau lässt Sie diese Rituale ausführen? Was würde passieren, wenn Sie diese Rituale nicht ausführen würden?

3.5 Weitere diagnostische Maßnahmen vor und während der Therapie

Für eine optimale Anpassung des Vorgehens an den jeweiligen Einzelfall müssen darüber hinaus vor Beginn der Behandlung weitere Informationen erhoben werden. Die folgende Übersicht führt die wesentlichen Punkte auf (Margraf & Schneider, 2009):

- Bewältigungsversuche und -strategien,
- hilfesuchendes Verhalten,
- frühere Behandlungserfahrungen,
- Erklärungsmodelle des Patienten für seine Störung,
- mögliche Zusammenhänge mit Grundannahmen über Selbst oder Welt,

- Lebensereignisse oder Belastungen,
- funktionale Zusammenhänge,
- wie reagiert bzw. was weiß die Umwelt sowie
- Therapieziele.

Selbstverständlich endet der diagnostische Prozess nicht einfach mit Beginn der Therapie. Häufig genug führen während der Behandlung gewonnene Informationen oder das Ansprechen auf die Behandlung zu neuen Erkenntnissen, die ggf. eine Änderung des Therapieplans erfordern.

3.6 Indikation

Angst- und Zwangsstörungen stellen den zentralen Indikationsbereich für Expositionsverfahren dar. Darüber hinaus können Expositionen auch bei alkoholabhängigen Patienten und Essstörungen erfolgreich eingesetzt werden (vgl. Kapitel 6). Expositionsverfahren können in allen Altersgruppen eingesetzt werden und eine Anwendung ist sowohl im Einzel- als auch im Gruppensetting möglich. Kontraindikation für spezifische Expositionsarten werden in den folgenden Kapiteln jeweils hervorgehoben.

4 Behandlung

Im Folgenden wird die Durchführung verschiedener Arten von Expositionen praxisnah und konkret beschrieben. Im Einzelnen wird auf die Vorbereitung und Durchführung der In-vivo-Exposition, der interozeptiven Exposition, der In-sensu-Exposition und der Cue-Exposure eingegangen. Die einzelnen Kapitel sind dabei immer gleich aufgebaut: Zunächst werden allgemeine Informationen gegeben und Kontraindikationen benannt, bevor auf die Ableitung des jeweiligen Behandlungsrationals, die Planung und die Durchführung der verschiedenen Konfrontationsarten eingegangen wird. Abschließend wird auf Besonderheiten und potenzielle Schwierigkeiten eingegangen. Voraussetzung jeglicher Konfrontation ist eine sorgfältige Diagnostik und ein genaues funktionales Verständnis der Problematik: Zentrale Befürchtungen, Vermeidungs- und Sicherheitsverhaltensweisen müssen bekannt sein, bevor eine Konfrontationsbehandlung aufgenommen werden kann. Zudem müssen Patienten sich explizit für die Behandlung entschieden haben und bereit sein, Verantwortung für den Behandlungsfortgang zu übernehmen.

4.1 Exposition in vivo

4.1.1 Allgemeine Informationen

Exposition mit Orten, Situationen oder Objekten, die starke Angst auslösen

Bei der Exposition in vivo konfrontieren sich Patienten mit Orten, Situationen oder Objekten, die starke Angst auslösen und gewöhnlich von ihnen gemieden werden bzw. nur unter Zuhilfenahme von angstreduzierenden Strategien oder Mitteln aufgesucht werden. Ziel der Exposition ist es, zu erleben, dass Angstsymptome ausgehalten werden können, sich Befürchtungen nicht bewahrheiten und Angst mit der Zeit abklingt, ohne dass irgendwelche Schutzmaßnahmen ergriffen werden müssen.

Das im Folgenden beschriebene Vorgehen eignet sich insbesondere für die Behandlung objekt- und situationsbezogener Ängste, wie sie im Rahmen von spezifischen Phobien, Agoraphobien, posttraumatischen Belastungsstörungen und Zwangsstörungen (Kontaminationsängste und Kontrollzwänge) auftreten. Hinweise zur Anpassung des therapeutischen Vorgehens im Rahmen verschiedener Störungsbilder finden sich am Ende des Kapitels. Das beschriebene Vorgehen eignet sich sowohl für eine graduierte als auch eine massierte Umsetzung der Reizkonfrontation.

4.1.2 Kontraindikation

Anders als oft vermutet, gibt es nur wenige Kontraindikationen für eine Exposition in vivo. Hinsichtlich der *graduierten* Reizkonfrontation gibt es keinerlei allgemeingültigen Kontraindikationen. Da der Patient Schritt für Schritt an die schwierigste Situation herangeführt wird, kann die Belastung sehr gut dosiert werden. Vor diesem Hintergrund kann das Verfahren in der Regel auch bei Personen eingesetzt werden, die ausgeprägte komorbide körperliche Erkrankungen aufweisen oder psychotisch erkrankt sind. Natürlich sollte vor der Behandlung immer eine Einschätzung des körperlichen Zustands durch den behandelnden Arzt eingeholt werden.

Wenige Kontraindikationen

Arzt konsultieren

Die *massierte* Reizkonfrontation sollte bei real gefährlichen Situationen (z.B. Autofahren, Bergsteigen auf engen Berggraten), bei Komorbidität mit einer körperlichen Erkrankung, die die körperliche Belastbarkeit nennenswert einschränkt (z.B. Herz-Kreislauferkrankungen, Epilepsie, Asthma und andere Lungenerkrankungen), in Situationen, in denen komplexe kognitive Leistungen (z.B. Prüfungen) erbracht werden müssen, bei psychotischen Erkrankungen und gegebenenfalls bei Schwangerschaften nicht durchgeführt werden. Unter diesen Umständen sollte stattdessen graduiert vorgegangen werden.

4.1.3 Entwicklung des Behandlungsrationals

Die kognitive Vorbereitung auf die Reizkonfrontation nimmt unter Umständen mehrere Therapiesitzungen in Anspruch. Dem Patienten muss in diesem Rahmen deutlich werden, dass das Vermeidungsverhalten zentral für die Aufrechterhaltung seiner Ängste ist und diese letztendlich stabilisiert: Vermeidungsverhalten verschafft dem Patienten kurzfristig eine Angstreduktion, langfristig verstärkt dieses jedoch die Angst, da sich der Patient jedes Mal von neuem bestätigt, dass die Situation gefährlich geworden wäre, wäre er länger in dieser Situation geblieben. Diese Idee muss dem Patienten schlüssig nähergebracht werden: Ohne ein überzeugendes Erklärungsmodell würde sich kein Patient, der befürchtet zu sterben, in einen Fahrstuhl begeben, auf einen Turm steigen oder ein Kaufhaus aufsuchen. Der Aufbau einer guten Motivation für die Konfrontationsbehandlung ist also eine wichtige Aufgabe der Therapeutin.

Vermeidungsverhalten zentral für die Aufrechterhaltung von Ängsten

Aufbau von Motivation

4.1.3.1 Gedankenexperiment

Es hat sich bewährt, die zentrale Bedeutung des Vermeidungsverhaltens und das Konfrontationsrational anhand des folgenden Ablaufschemas abzuleiten (Schneider & Margraf, 1998, vgl. Arbeitsblatt „Ableitung des Konfrontationsrationals“ im Anhang auf S. 122f.):

(1) Grafische Darstellung der bisherigen Erfahrungen in Angstsituationen. Der Patient wird gebeten, den bisherigen Verlauf seiner Ängste in den von ihm gefürchteten Situationen aufzuzeichnen. Hierzu bereitet die Therapeutin mehrere Blätter Papier vor, auf denen zwei Graphen dargestellt sind. Der waagerechte Graph stellt den Zeitverlauf dar, der senkrechte das Ausmaß der Erregung bzw. der Angst von 0 bis 10. Der Patient trägt nun für mehrere unterschiedliche Situationen den Angstverlauf und dazugehörige Symptome, Verhaltensweisen und Situationsmerkmale selbst in die Grafik ein (vgl. Abbildung 2). Günstig ist es, zunächst mit der ersten starken Angstreaktion zu beginnen, an die sich der Patient erinnert.

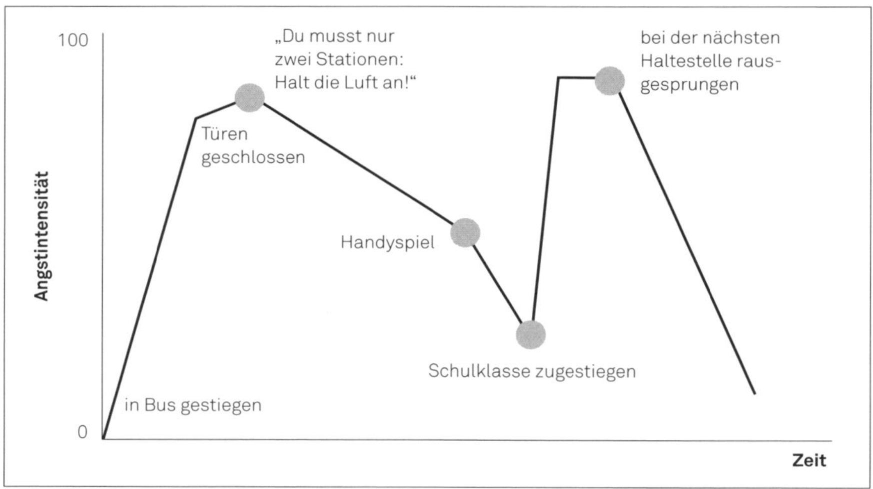

Abbildung 2: Angstverlaufskurve in einer Angstsituation

Wendepunkte fokussieren

Im Weiteren werden insbesondere die Wendepunkte, also die Punkte, an denen es zum Rückgang der Angst kommt, fokussiert – immer dort wird gelernt, dass es Erleichterung bringt, wenn vermieden wird. Entsprechend werden die Wendepunkte in der Grafik markiert und es wird besprochen, was den Angstrückgang ermöglicht hat.

Wenn wir uns die Zeichnung angucken, dann wird deutlich, dass es in dieser Situation zunächst zu einem sehr steilen Anstieg der Angst gekommen ist. Sie hatten die Befürchtung, umzukippen, haben geschwitzt und es war Ihnen schwindelig. Dann hat sich die Angst etwas beruhigt. Was ist da passiert? (...) Okay, Sie haben sich gesagt, dass es gleich vorbeigeht, dass Sie nur zwei Stationen fahren müssen, und Sie haben angefangen, ein Handyspiel zu spielen, d. h. Sie haben versucht, sich abzulenken. Dann ist es wieder zu einem kurzen, aber starken Anstieg der Angst gekommen, bevor die

Angst dann völlig nachgelassen hat. Warum? (...) Okay, Sie sind – anders als geplant – bereits an der nächsten Haltestelle aus dem Bus ausgestiegen und damit ist es zum vollständigen Rückgang der Angst gekommen. Allerdings haben Sie sich über sich selbst geärgert, stimmt das?

(2) Erläuterung der bisherigen Lerngeschichte. Die Therapeutin wiederholt an dieser Stelle, wie das Vermeidungsverhalten des Patienten die Angst zwar kurzfristig reduzieren konnte, langfristig aber zur Stabilisierung der Angstreaktionen geführt hat. Wenn Patienten anmerken, dass sie aber doch immer wieder in eine bestimmte Situation hineingegangen seien, ohne dass dies zu einem Angstrückgang beigetragen habe, wird auf der Basis der Angstverlaufsgrafiken die Bedeutung von Sicherheitsverhaltensweisen noch mal besonders betont:

Stellen Sie sich vor, dass Sie in dieser Situation kein Handy, keine Notfalltropfen, keine Glücksarmbänder, keinen Gehstock etc. dabeigehabt hätten – wozu wäre es in der Situation Ihrer Meinung nach dann möglicherweise gekommen? (...) Das heißt, eigentlich ist Ihre Erfahrung die, dass Sie bislang Glück gehabt haben oder Sie aufgrund bestimmter Vorsichtsmaßnahmen die Situation gemeistert haben – es ist also nur gerade so gut gegangen. Die Kopplung zwischen Situation und Angst kann auf diese Weise nicht aufgelöst werden.

Hypothetisches Gedanken-experiment

(3) Gedankenexperiment: Was wäre wenn ...? Die Therapeutin bittet den Patienten sodann, sich auf ein rein hypothetisches Gedankenexperiment einzulassen. Sie fordert den Patienten hierbei auf, sich vorzustellen, dass er in einer stark angstauslösenden Situation wäre und er keine Möglichkeit zur Vermeidung hätte. Hierzu breitet die Therapeutin erneut mehrere Blätter Papier vor dem Patienten aus, auf denen Zeitverlauf und Angstintensität eingetragen werden können.

Ich möchte Sie bitten, sich auf ein ganz hypothetisches Gedankenspiel einzulassen. Wäre das okay? (...) Gut, stellen Sie sich vor, Sie würden in einem Aufzug stecken bleiben – ganz hypothetisch. Sie wären alleine in dem Aufzug und dieser würde stecken bleiben. Stellen wir uns jetzt noch vor, dass es Freitagabend ist, der Hausmeister schon nach Hause gegangen ist und der Notknopf nicht funktioniert. Wie stark wäre Ihre Angst? (...)

Während der Durchführung des Gedankenexperimentes wird der Patient gebeten, seinen Angstverlauf in die Grafik einzutragen. Die Therapeutin fragt dabei wiederholt nach Körpersymptomen und Gedanken, insbesondere aufkommenden Befürchtungen:

In der Situation – wie hoch wäre Ihre Angst? Zeichnen Sie den Verlauf bitte in die Grafik ein. Sehr gut – welche Symptome würden Sie bemerken? Was ginge Ihnen durch den Kopf? Was, würden Sie befürchten, könnte schlimmstenfalls passieren? Wie ginge das dann weiter? Sie würden ohnmächtig, okay! Was wäre dann mit Ihrer Angst? Die würden Sie für den Moment nicht spüren? Dann kommen Sie wieder zu sich: Was ist mit der Angst? Wie geht es dann weiter? Sie würden sterben? Wie überzeugt sind Sie davon, dass Sie dann sterben würden? Gut, zu 50 % sind Sie überzeugt, dass Sie sterben (oder irreversibel verrückt werden)? Der Teil von Ihnen, der nicht sagt, dass Sie sterben (oder verrückt) werden, was denkt der, wie es mit der Angst dann weitergeht?

„Sanfte Penetranz"

An dieser Stelle muss die Therapeutin mit „sanfter Penetranz" den Patienten immer wieder auffordern, das Gedankenexperiment weiterzudenken. Zu diesem Zweck kann es notwendig sein, den hypothetischen bzw. auch fantastischen Charakter des Gedankenexperiments erneut deutlich zu machen:

Wir stellen uns einfach vor, dass Sie in der ganzen Zeit nichts essen müssen, nicht zur Toilette müssen usw.

Durchgängig sollte der vom Patienten beschriebene Angstverlauf mitgezeichnet werden (vgl. Abbildung 3). Gegebenenfalls macht die Therapeutin Zeitvorgaben zur Strukturierung des Ablaufes:

Stellen Sie sich vor, es wären mittlerweile zwei Stunden vergangen: Was ist mit der Angst?

Ziel ist es, den Patienten selbst entwickeln zu lassen, dass auch starke Ängste mit der Zeit abnehmen, ohne dass die vom Patienten befürchtete Katastrophe eintreten wird. Die Therapeutin ist dabei allerdings offen für den vom Patienten gedachten Verlauf der Angst. Sie versucht nicht, den Patienten dazu zu bringen, eine Reduktion seiner Befürchtungen und einen Angstabfall anzunehmen. Sie exploriert alle Symptome, Gedanken und Befürchtungen des Patienten und setzt diese in Beziehung zum Angstverlauf. Wenn der Patient einen Angstabfall annimmt, wird dieser kritisch von der Therapeutin geprüft und der Grund der Angstreduktion wird erfragt. Das Gedankenexperiment wird beendet, wenn die mit den Befürchtungen verbundene Angst von selbst, ohne Zutun des Patienten oder ohne einen äußeren Einfluss, abgenommen hat. Jede Angstreduktion, die nicht auf Reduktion der Befürchtungen („Ich merke, dass mir nichts passiert!") beruht, wird ausgeschlossen. Konnte der Patient für eine erste Situation zu diesem Ergebnis kommen, wird das Gedan-

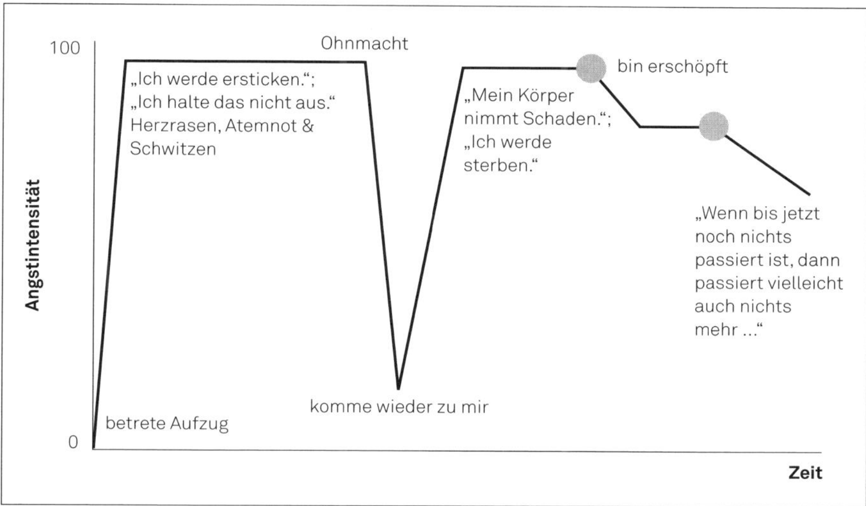

Abbildung 3: Angstverlaufskurve während eines Gedankenexperiments

kenexperiment erneut aufgenommen und es wird herausgearbeitet, dass mit wiederholter Konfrontation die Ängste immer weniger werden:

> Stellen Sie sich vor, am nächsten Tag sitzen Sie wieder in diesem Fahrstuhl ... Und dann wieder ... Was passiert mit Ihrer Angst?

Wendepunkte vergleichen

Schließlich sollten „alte“ und „neue“ Wendepunkte verglichen werden. Anschließend wird der Patient gefragt, welche Schlussfolgerungen er aus dem Experiment für die Behandlung zieht:

> Was könnte das nun für ein mögliches therapeutisches Vorgehen bedeuten? Ja, genau – Sie müssten Ihre Befürchtungen prüfen und sich der damit verbundenen Angst aussetzen und dies ganz oft wiederholen, um neue Erfahrungen zu machen und darüber eine Angstreduktion möglich zu machen ...

Damit ist das Therapieprinzip abgleitet und dem Patienten wird deutlich, dass eine Konfrontation mit angstauslösenden Reizen notwendig ist, um sich an die Situation zu gewöhnen.

(4) Erläuterung des Therapieziels. Es wird dann noch einmal wiederholt, dass es Ziel der Therapie ist, die stark angstauslösende Situationen aufzusuchen und so lange in der Situation zu bleiben, bis die Angstreaktion abnimmt bzw. deutlich geworden ist, dass befürchtete negative Ereignisse nicht eintreten.

Der Patient wird schließlich darüber informiert, wie eine Reizkonfrontation in seinem speziellen Fall aussehen könnte.

Verständnis überprüfen

In vielen Fällen ist es sinnvoll, mithilfe eines Rollenspiels nochmals zu prüfen, ob das Therapierational verstanden wurde: Der Patient soll in diesem Rollenspiel einem „Freund" erläutern, wie in der Therapie versucht werden wird, die Ängste zu behandeln. Die Therapeutin übernimmt hierbei die Rolle des Freundes und stellt immer wieder Zwischenfragen, um das Verständnis des Patienten zu überprüfen bzw. zu festigen. Für den Erfolg der Behandlung ist es ganz entscheidend, dass der Patient das Erklärungsschema plausibel findet – und dies nicht nur allgemein, sondern auch auf die eigene Situation bezogen.

4.1.3.2 Motivierung

Vier-Felder-Schema

Dem Patienten werden schließlich beide Möglichkeiten des Umgangs mit der Angst noch einmal gegenübergestellt: weiter vermeiden und sich nicht auf die Konfrontation einlassen mit allen Vor- und Nachteilen, oder die Konfrontationsbehandlung mit allen Vor- und Nachteilen. Ein Vier-Felder-Schema kann genutzt werden, um diesen Entscheidungsprozess zu unterstützen (vgl. Abbildung 4).

Eine ausführliche Debatte über die potenziellen Gefahren einer Konfrontationsbehandlung sollte bestenfalls vermieden werden. Wenn ein Patient der

	kurzfristig	langfristig
Vorteile	Ich stelle mich endlich meiner Angst (das passt zu meinem Selbstbild).	Vielleicht gelingt es mir, meine Angst vollständig zu überwinden. Ich wäre ein gutes Vorbild für meine Kinder. Mein Alltag wäre deutlich entspannter.
Nachteile	Ich könnte es nicht packen. Es wird unendlich anstrengend (vielleicht sogar gefährlich). Ich habe unglaublich viel Angst davor.	Vielleicht funktioniert die Methode bei mir nicht (und dann gibt es gar keine Hilfe mehr).

Abbildung 4: Beispiel einer Vor- und Nachteilsmatrix

Konfrontation eher widerwillig gegenübersteht, sollte die Therapeutin nicht versuchen, ihn zu überreden. Hilfreicher ist es sicher, wenn die Therapeutin validiert, dass dem Patienten tatsächlich eine sehr schwere Entscheidung abverlangt wird. Letztlich muss der Patient abwägen, was schwerer wiegt, eine kurzfristig starke Belastung durch massives Angsterleben, oder eine potenziell langfristige Einschränkung durch die Angstsymptomatik.

Ich könnte sagen, dass Ihnen mit größter Wahrscheinlichkeit nichts passieren wird – sonst würde ich Ihnen diese Behandlung nicht anbieten. Aber wem, außer Ihren eigenen Erfahrungen, können Sie wirklich trauen? Und es stimmt, die Konfrontationen sind für die meisten Patienten sehr anstrengend – es geht ja gerade darum, Angst zu erleben und auszuhalten.

Wunsch nach 100 % Sicherheit

Der Umgang mit Restunsicherheiten gehört zu den Herausforderungen des Lebens, mit denen gerade Angstpatienten besonders zu kämpfen haben. Viele Betroffene suchen etwas, was es in der extremen Form vielfach nicht gibt, nämlich 100 % Sicherheit (z. B. „Ich werde niemals einen Herzinfarkt bekommen", „Mir wird im Straßenverkehr nichts passieren", „Es wird niemals jemand über mich lachen", „Ich werde mich niemals übergeben müssen", „Ich werde mindestens 80 Jahre alt"). Dieser Wunsch ist zwar nachvollziehbar (was gegenüber den Patienten auch ausgedrückt werden muss), aber eben unerfüllbar. Mit vertretbarem Aufwand können vielleicht 99 % oder eventuell auch 99,9 % Sicherheit erreicht werden – 100 % sind nicht erreichbar. Dabei steigt im Grenzbereich der Aufwand für jeden kleinen Zuwachs an Sicherheit unverhältnismäßig an. Zudem verunsichert die ständige Jagd nach immer mehr Sicherheit, da sie das Thema Unsicherheit salient hält, ohne es je ausräumen zu können. Die Betroffenen machen es sich in der Regel nicht klar, dass sie einer Chimäre nachjagen und auch mit größtem Aufwand nie vollständig sichergestellt werden kann, dass man auch nur die nächsten Stunden unbeschadet übersteht. Erst die Erkenntnis dieser Tatsache befreit sie von ihrem vergeblichen Bemühen. Daher ist es therapeutisch sinnvoll, den Wunsch behutsam infrage zu stellen, wobei Kosten und Nutzen gegeneinander abgewogen werden sollten: *Heißt das nicht letztendlich, dass Sie unter ständiger ärztlicher Aufsicht stehen müssten? Wäre ein Leben unter ständiger ärztlicher Kontrolle für Sie lebenswert? Hätten Sie im Beisein eines Arztes wirklich die Sicherheit, dass Sie nicht sterben werden?* Das Fazit einer solchen Disputation wird immer sein: Egal wie hoch der Aufwand ist, eine 100-prozentige Sicherheit wird es nicht geben!

Bedenkzeit geben

Nachdem das Behandlungsrational dargestellt und die Fragen und Zweifel des Patienten geklärt wurden, ist es sinnvoll, eine Bedenkzeit von mindestens 48 Stunden einzuplanen, in der der Patient sich für oder gegen die Behandlung entscheiden soll.

4.1.4 Planung der Exposition

4.1.4.1 Erstellen einer Angsthierarchie

Angstreize ordnen

Zur Planung der Konfrontationsübungen sollte gemeinsam mit dem Patienten sodann eine Angsthierarchie erstellt werden. In die Angsthierarchie werden solche Situationen/Reize aufgenommen, die starke Angst auslösen, die vermieden werden oder nur mithilfe von Sicherheitsverhaltensweisen aufgesucht werden können. Im ersten Schritt werden die gesammelten angstauslösenden Reize nach Themenkreisen geordnet, z.B. Angst vor vielen Menschen (Kaufhaus, Menschenmenge), Angst vor Herzschmerzen (Herzrasen, Beklemmungsgefühle in der Brust). Hierbei ist zu beachten, dass die einzelnen Reize bzw. Situationen möglichst konkret beschrieben werden.

> Zur besseren Planung von Übungssituationen ist es sinnvoll, dass wir zunächst eine Angsthierarchie erstellen. Damit meine ich, dass wir die von Ihnen berichteten angstbehafteten Situationen und Empfindungen in eine Reihenfolge bringen. Wir beginnen am besten damit, dass wir die Reize nach Themen ordnen.

Faustregel für die Itemauswahl

Therapeuten sollten nur solche Situationen/Reize in die Hierarchie mit aufnehmen, die ein „akzeptables“ bzw. „alltägliches“ Risiko in sich bergen. Die zentrale Frage lautet: „Werden andere Leute im Alltag mit dieser Situation (versehentlich) konfrontiert (ohne dies möglicherweise zu bemerken bzw. ohne sich deshalb zu sorgen)?“ Wenn die Antwort ja ist, dann dürfte eine Exposition sicher sein (Abramowitz et al., 2012). Viele Menschen haben beispielsweise im Alltag mit Hunden zu tun, benutzen Aufzüge und öffentliche Verkehrsmittel, erleben Angstsymptome, nehmen Geld, Türklinken und Parkscheine in die Hand, ohne sich unmittelbar die Hände zu waschen, lassen die Waschmaschine laufen, wenn sie nicht zu Hause sind, heben Müll vom Boden auf, waschen sich nach dem Toilettengang nicht die Hände, streicheln Haustiere, während sie am Esstisch sitzen, klettern auf hohe Türme, essen abgelaufene Lebensmittel usw. Der Unterschied zwischen einer Expositionserfahrung und einer Alltagserfahrung besteht daher oftmals ausschließlich darin, dass in der Exposition mit Absicht gehandelt wird.

Übertriebene Reize

In einer Angsthierarchie können aber durchaus Items enthalten sein, die im Alltag der Betroffenen keine bedeutsame Rolle spielen, die ein Stück weit „übertrieben" sind, wie z. B. mit einer Vogelspinne zu hantieren oder bei einer Operation zuzusehen. „Übertriebene Reize" helfen vielfach dabei, dass Patienten die Erfahrung machen, dass sie auch sehr starke Angst aushalten können. Grundsätzlich ist es wichtig, sich hierbei klarzumachen, dass die Therapie ohnehin nicht darauf abzielt, einzelne Situationen zu üben, sondern es vielmehr darum geht, sich der Angstreaktion stellen – unabhängig davon, in welcher Situation diese auftritt. Zudem helfen „übertriebene" Reize bei einer Referenzpunktverschiebung, sodass Patienten sich bei späteren potenziellen Angstsituationen sehr glaubhaft versichern können, „dass sie schon viel schwierigere Situationen gemeistert haben".

In einem zweiten Schritt werden die einzelnen angstauslösenden Reize eines Themenkreises in eine hierarchische Ordnung gebracht. Die gesammelten Items werden nach dem Grad der durch sie ausgelösten Angst in eine Rangreihe gebracht – von Reizen, die nicht belastend sind, bis zu Reizen, vor denen die Patientin die größte Angst hat. Es ist wichtig, dass die schlimmste Befürchtung (Situation/Objekt) des Patienten in der Hierarchie enthalten ist und später in der Therapie auch konfrontiert wird. Wird dies unterlassen, so besteht die Gefahr, dass der Patient den Eindruck gewinnt, seine Befürchtungen wären zumindest zum Teil begründet und Vermeidungsverhalten notwendig. Wenn der Patient kein situatives Vermeidungsverhalten zeigt, so ist die Angsthierarchie unter dem Gesichtspunkt zu erstellen, welche körperlichen Symptome Angst auslösen. Hierbei fragt die Therapeutin differenziert nach, welche Symptome wie viel Angst bei dem Patienten auslösen (vgl. Kapitel 3.4). Grundlage der Hierarchiebildung ist die subjektive Skalierung der durch den jeweiligen Stimulus ausgelösten Angst. Die Schätzung der Angst nimmt der Patient anhand einer Skala, die sich von 0 bis 10 erstreckt, vor.

Bei der Zuordnung der einzelnen Items zu dem entsprechenden Angstniveau ist folgendes Vorgehen zu wählen: Zunächst soll der Patient das Item nennen, das bei ihm die meiste Angst auslöst. Diesem Item wird dann die Zahl 10 zugeordnet. Anschließend wählt der Patient das Item aus, bei dem er sehr ruhig ist, das jedoch noch etwas mit der Angstthematik zu tun hat. Dieses Item erhält den Wert 0 zugeordnet. Die weiteren Items werden nun mithilfe dieser Skala eingestuft, indem der Patient jeweils den Grad der Beunruhigung abschätzt und das Item entsprechend einordnet. Es kann bei der Hierarchisierung natürlich vorkommen, dass verschiedene Items auf der gleichen Stufe eingeordnet werden. Ferner können sich auch Lücken ergeben, wenn es beispielsweise nur Angstsituationen im Bereich 2 bis 3 und dann wieder andere bei 8 bis 10 gibt. Pro Angstthematik sollte die Angsthierarchie in etwa 10 Items umfassen.

Im nächsten Schritt versuchen wir, innerhalb eines Themenbereichs die angstauslösenden Reize in eine Reihenfolge zu bringen. Ich möchte Sie bitten, den Reiz bzw. die Situation auszuwählen, der Ihnen am meisten Angst macht. Diesem Reiz wird dann die Zahl 10 zugeordnet. Als nächstes wählen Sie bitte den Reiz bzw. die Situation aus, bei dem Sie am wenigsten befürchten, einen Angstanfall zu bekommen. Diesem Reiz wird dann die Zahl 0 zugeordnet. Damit haben wir bereits die Endpunkte der Angsthierarchie festgelegt. Lassen Sie uns jetzt versuchen, weitere Reize einzuordnen.

Kombinierte Reiz-Situationen

Besonders einfach gestaltet sich die Erstellung der Angsthierarchie, wenn direkt messbare Dimensionen zugrunde gelegt werden können, wie z. B. die Entfernung zum angstauslösenden Objekt oder bei Hundephobien beispielsweise die Größe bzw. Art der Hunde. Schwieriger wird es, wenn das Ausmaß der Angst nicht von einer, sondern von mehreren Bedingungen abhängt. Hier bietet es sich vielfach an, kombinierte Reiz-Situationen in die Hierarchie aufzunehmen. Da die Angsthierarchie die Grundlage der späteren Konfrontationsübungen darstellt, sind die Items der Hierarchie so konkret wie möglich zu benennen. Eine Hierarchisierung kann dabei selbstverständlich auch über eine gestufte Rücknahme von Sicherheitsverhaltensweisen (z. B. in Begleitung der Therapeutin, ohne Begleitung der Therapeutin etc.) erfolgen. Schließlich ist es durchaus möglich, dass für einen Patienten nicht nur eine, sondern mehrere Angsthierarchien erstellt werden müssen. Im Hinblick auf die praktische Durchführung der Konfrontationsübungen sollten allerdings auch nicht zu viele verschiedene Angsthierarchien erstellt werden (maximal 2 bis 3).

Die vorliegenden Angsthierarchien bilden den Fundus, auf dessen Basis sowohl eine graduierte als auch eine massierte Reizkonfrontation gestaltet werden kann.

4.1.4.2 Vorbereitung der ersten Konfrontationssitzung

Im Anschluss an die Erstellung der Angsthierarchie kann die erste Konfrontationsübung sorgfältig und detailliert mit dem Patienten vorbereitet werden.

Massiert vs. graduiert

Hierbei muss nun zunächst entschieden werden, ob ein massiertes oder ein graduiertes Vorgehen gewählt wird:

Wir können die Übungen auf sehr unterschiedliche Weise gestalten. Gute Erfahrungen haben wir damit gemacht, wenn man sich insbesondere für die ersten Übungen mehr Zeit nimmt und direkt einen halben oder sogar einen gesamten Tag einplant. Wir haben dann die Zeit, unmittelbar mehrere Angstsituationen aufzusuchen, sodass sich die Behandlung für Sie weniger lange hinzieht. Manche Patienten haben sich auch gleich ein paar Tage Urlaub genommen, sodass wir die gesamte Konfrontation sehr geballt und schnell durchführen konnten. Alternativ können wir natürlich auch hingehen und uns die Angstsituationen Stück für Stück vornehmen. Das kann man auch gut machen – die Behandlung erstreckt sich dann allerdings etwas länger. Auch bei dem schrittweisen Vorgehen sollten wir uns für die kommenden Termine allerdings mindestens zwei- bis dreimal pro Woche sehen.

Damit der Patient eine fundierte Entscheidung für eine der beiden Vorgehensweisen treffen kann, muss die Therapeutin das jeweilige Vorgehen gegebenenfalls etwas genauer beschreiben. Zu diesem Zeitpunkt muss aber noch nicht auf alle konkret durchzuführenden Expositionen eingegangen werden – insbesondere die Konfrontation mit „übertriebenen Reizen" (siehe oben) hat zu diesem Zeitpunkt der Behandlung oftmals eine abschreckende Wirkung, welche sie nach ersten Konfrontationserfahrungen zumeist verliert. Die Entscheidung für oder gegen derartige Expositionsübungen sollte daher erst im Prozess der Expositionsbehandlung erfolgen. Bei sehr ängstlichen Patienten kann es auch angebracht sein, als Therapeut eine Entscheidung nahezulegen – vielfach entscheidet ansonsten weniger der Patient „als die Angst".

Absetzen von Medikamenten

Falls der Patient Medikamente gegen die Angst einnimmt, muss spätestens jetzt das Absetzen der Medikamente besprochen werden. Die Einnahme von Medikamenten während der Konfrontationsübungen verhindert in der Regel einen deutlichen Therapieerfolg und verlängert die Therapie unnötig. Für den Patienten stellt sich mit den ersten erfolgreich absolvierten Konfrontationsübungen die Frage, worauf er den Erfolg attribuieren soll und ob er die Situation wohl auch ohne Medikamente geschafft hätte. Dies sollte dem Patienten erläutert werden, damit er in Absprache mit seinem behandelnden Arzt die Medikamente absetzen kann.

Attributionsprobleme bei Medikamenteneinnahme

Powers und Kollegen (2008) gingen in einer experimentellen Studie der Frage nach, inwieweit sich die Einnahme von Medikamenten auf die Wirksamkeit einer Expositionstherapie auswirkt. Im Rahmen der Untersuchung wurden klaustrophobische Patienten konfrontiert, nachdem ihnen ein Medikament verabreicht wurde. Im Anschluss an die Exposition wurde der ersten Gruppe gesagt, dass dieses Medikament eine beruhigende Wirkung habe und die Exposition hierdurch erleichtert worden sei. Der zweiten Gruppe wurde gesagt, dass das Medikament eine anregende Wirkung habe und die Exposition dadurch schwieriger gewesen sei. Der dritten Gruppe wurde schließlich gesagt, dass die Einnahme des Medikaments keine Auswirkung auf die Exposition gehabt habe. Tatsächlich bekamen die Probanden der drei Gruppen alle das gleiche inaktive Placebomedikament.

Nichtsdestotrotz zeigte sich, dass die Probanden der ersten Gruppe signifikant weniger von der Behandlung profitierten: Kurzfristig profitierten die Probanden von der Exposition zwar genauso wie die anderen Probanden, längerfristig zeigten sie aber einen erheblichen „return of fear", der sich in den anderen Studienbedingungen nicht fand. Die Autoren folgern, dass Attibutionsprozesse rund um die Einnahme von Medikamenten bedeutsamen Einfluss auf die Wirksamkeit und Nachhaltigkeit einer Expositionstherapie nehmen können.

In vergleichbarer Weise zeigte sich in Therapiestudien, dass diejenigen Patienten, die zusätzlich zur Expositionsbehandlung ein Antidepressivum bzw. Benzodiazepin erhielten, nach Absetzen des Medikamentes einen schlechteren Langzeitverlauf zeigten als Patienten, die keine Kombinationsbehandlung erhielten (u.a. Barlow, Gorman, Shear & Woods, 2000). Im Sinne eines langfristigen Behandlungserfolges empfiehlt sich entsprechend, auf eine zeitgleich medikamentöse Behandlung zu verzichten.

Die Therapeutin erläutert sodann das Vorgehen bei der Konfrontation und erklärt die Rolle, die sie selbst einnehmen wird. Sie bespricht mit dem Patienten, dass sie ihm helfen wird, die Situation/Reize aufzusuchen und darin zu verbleiben:

Da es sehr schwer sein kann, sich seinen Befürchtungen zu stellen, werde ich Sie begleiten, um Ihnen dabei zu helfen. Ich werde Sie dazu ermuntern, eine Angstsituation aufzusuchen und darin zu bleiben. Meine Aufgabe besteht insgesamt darin, die Situation so zu gestalten, dass Sie optimal von den Übungen profitieren können. Alle Übungen werden wir vorab besprechen, sodass keine Überraschungen für Sie entstehen. Gleichwohl werden Sie Angst erleben und durchstehen müssen.

Fluchttendenzen unterbinden

Weiterhin erklärt die Therapeutin, dass sie Fluchttendenzen des Patienten während der Reizkonfrontation nicht unterstützen, sondern verhindern wird:

Ich werde Flucht- und Vermeidungsverhalten verhindern, da ich weiß, dass weiteres Vermeidungsverhalten dazu führt, dass Ihre Angst/Ihr Unbehagen noch schlimmer wird. Ist es in Ordnung für Sie, wenn ich Sie in einer besonders schwierigen Situation auch anfasse? Ich würde Sie dann am Arm nehmen und Ihnen so helfen, in eine Situation zu gehen. Wäre das okay? Natürlich werde ich Sie aber nie zwingen, sich einer Befürchtung zu stellen und diese zu überprüfen: Keine Sorge!

Keine Sicherheitssignale, kein Sicherheitsverhalten

Schließlich wird der Patient darauf hingewiesen, dass er während der Konfrontationen keine Sicherheitssignale (z.B. Handy, Glückssteine, Notfallmedikamente) mit sich tragen darf (und die Therapeutin dies kontrollieren wird) und er möglichst keine Sicherheitsverhaltensweisen ausführen sollte.

Bedeutung von Sicherheitsverhalten

Der Begriff Sicherheitsverhalten bezeichnet Verhaltensweisen, die während des Auftretens von Angst eingesetzt werden, um das Eintreten befürchteter Katastrophen zu verhindern. Ablenkung, Gedankenunterdrückung, Rückversicherung (z.B. bei Ärzten, Freunden, Familienangehörigen), Neutralisierung (z.B. in Form von Gebeten, zählen, waschen), das Mitsichführen von Sicherheitssignalen (z.B. Notfallmedikamente, Handy) und exzessive Selbstaufmerksamkeit können Beispiele für Sicherheitsverhalten sein (vgl. Kapitel 3.4). Sicherheitsverhaltensweisen sind oftmals sehr subtil und den Patienten nur wenig bewusst. Grundsätzlich bedarf es einer genauen funktionalen Analyse, um Sicherheitsverhalten zu detektieren.

Auswirkungen von Sicherheitsverhalten

Powers, Smits und Telch (2004) haben die Auswirkungen von Sicherheitsverhalten in einer mittlerweile klassischen Studie untersucht. Im Rahmen dieser Untersuchung wurden Personen mit klaustrophoben Ängsten zufällig einer von fünf Behandlungsbedingungen zugeteilt. Neben einer Wartekontrollgruppe gab es eine Placebobedingung und drei verschiedene Expositionsbedingungen. In allen drei Expositionsbedingungen wurden die Probanden aufgefordert, sich in eine schrankartige Vorrichtung zu begeben. In der *ersten Expositionsbedingung* wurden die Probanden aufgefordert, in den Schrank zu gehen und mindestens eine von drei Sicherheitsstrategien zu nutzen. Sie konnten entweder ein kleines Fenster öffnen, durch eine Gegensprechanlage mit dem Versuchsleiter sprechen, oder die Tür nach zwei Minuten entriegeln. In der *zweiten Expositionsbedingung* wurden die Probanden darüber aufgeklärt, dass sie dieselben Sicherheitsverhaltensweisen nutzen können; sie wurden allerdings gebeten, dies nur zu tun, wenn es gar nicht mehr anders geht. In der *dritten*

Expositionsbedingung wurden den Probanden keinerlei Sicherheitsstrategien zur Verfügung bzw. in Aussicht gestellt. Alle drei Expositionsbedingungen waren den Vergleichsgruppen kurz- und längerfristig überlegen. Die reine Expositionsbedingung schnitt dabei aber noch mal besser ab als die Expositionsbedingungen mit Sicherheitsverhalten bzw. der Möglichkeit zu Sicherheitsverhalten. Die beiden zuletzt genannten Bedingungen unterschieden sich hingegen nicht voneinander. Zwei Wochen nach der Intervention wiesen 94 % der Probanden aus der reinen Expositionsbedingung eine klinisch bedeutsame Symptomverbesserung auf, während es nur 50 % bzw. 45 % der Probanden in der Expositionsbedingung mit Sicherheitsverhalten bzw. der Möglichkeit zu Sicherheitsverhalten waren. Die Autoren schlussfolgern entsprechend, dass sich die Möglichkeit, Sicherheitsverhalten zu zeigen, genauso limitierend auf den Erfolg einer Expositionsbehandlung auswirkt wie der tatsächliche Einsatz von Sicherheitsverhalten.

Uneinheitliche Befundlage

Weitere Studienergebnisse zum Thema sind jedoch uneinheitlich (Meulders, Van Daele, Volders & Vlaeyen, 2016). In einer Studienreihe von Page und Kollegen zeigte sich beispielsweise wiederholt, dass informelle Patienten-Therapeuten-Gespräche („Was haben Sie für den Sommerurlaub geplant?") während der Exposition nicht mit einem schlechteren Therapieergebnis einhergingen, sondern der reinen Exposition z. T. überlegen waren (Podina et al., 2013). In einem Punkt gibt es über verschiedene Studien hinweg jedoch konsistente Ergebnisse: Sollten Sicherheitsstrategien zugelassen werden, so ist es wichtig, dass diese bis zum Ende der Behandlung ausgeschlichen worden sind. Zum Ende der Behandlung scheint es somit bedeutsam zu sein, dass Patienten den Behandlungserfolg einzig auf ihr Verbleiben in einer Angstsituation zurückführen können und nicht auf den Einsatz einzelner Sicherheitsverhaltensweisen.

In diesem Sinne macht die Therapeutin außerdem noch deutlich, dass sie den Patienten nicht beruhigen wird, sondern stattdessen versuchen wird, die Übung so zu gestalten, dass der Patient möglichst viel Angst erlebt – seine Befürchtungen also möglichst gut überprüfen kann:

Während der Übungssituation werde ich nicht auf Ablenkungen und Diskussionen eingehen. Das Ziel der Übungen ist ja gerade, dass Sie sich Ihren Befürchtungen aussetzen, daher wäre es natürlich widersinnig, wenn ich Sie in diesen Situationen beruhigen würde. Vielmehr werde ich versuchen, dass Sie sich Ihre Befürchtung bewusst machen, und die damit verbundene Angst gut erleben.

Günstig ist es des Weiteren, dem Patienten zu erklären, wie die Therapeutin sich während der Reizkonfrontation verhalten wird:

> Ich werde Sie immer wieder fragen, wie stark Ihre Angst auf einer Skala von 0 bis 10 ist. Ich werde Sie immer wieder auf die Situation, in der wir uns befinden, hinweisen. Ich werde mir beschreiben lassen, was Sie für Symptome erleben. Ich werde Sie immer wieder bitten, die Aufmerksamkeit auf die Angst und Ihre Befürchtungen zu richten. Mit anderen Worten: Ich werde Ihnen so gut es geht helfen, nicht zu vermeiden.

Wenn Konfrontationen im öffentlichen Raum durchgeführt werden, dann sollte schlussendlich noch thematisiert werden, was man sagen wird, falls zufällig Bekannte des Patienten getroffen werden. Am einfachsten ist es natürlich, die Wahrheit zu sagen, manche Patienten fühlen sich aber mit einer Cover-Story (z.B. „Ich habe einen alten Bekannten getroffen") wohler. Gegenüber offiziellen Personen (z.B. Stewardessen, Hausmeistern) sollte das Konfrontationsvorhaben – am besten proaktiv – offen gemacht werden.

4.1.4.3 Gestaltung der Konfrontation

Organisation und Ortskenntnisse

Die Planung eines Konfrontationsprogramms erfordert vom Therapeuten organisatorisches Geschick und eine gute Ortskenntnis, um z.B. abschätzen zu können, welche Buslinie zu welcher Zeit besonders hoch frequentiert ist oder in welchem Kaufhaus oder Supermarkt zu welcher Zeit die längsten Warteschlangen sind. Die ersten Übungen müssen besonders sorgfältig geplant werden, da sie entscheidend für den weiteren Therapieverlauf sind. Eine schlecht geplante Konfrontationsübung kann u.U. einen motivierten Patienten zu einem Abbruch der Konfrontation bewegen. Die ersten Übungen sollten unter verschiedenen Gesichtspunkten therapeutisch gut kontrollierbar sein. So sollten sie langanhaltende Angstreaktionen ermöglichen, damit der Patient möglichst schnell Habituation erfahren kann.

Geschützte Kontexte

Weiterhin sollten für die ersten Übungen Situationen ausgesucht werden, in denen Patient und Therapeut möglichst ungestört sind und die Therapeutin die Möglichkeit hat, Fluchttendenzen des Patienten zu unterbinden. Schließlich muss genügend Zeit für die einzelnen Übungen vorhanden sein, damit der Patient die Möglichkeit hat, eine Reduktion seiner Angst in der Situation zu erleben.

4.1.5 Durchführung der Exposition

4.1.5.1 Intensivphase der Reizkonfrontation

Rational wiederholen

Vor jeder Exposition sollten die Patienten einschätzen, wie hoch ihre gegenwärtige Angst, d. h. die Erwartungsangst, ist und welchen Angstverlauf sie für die anstehende Übung erwarten. Die Patienten werden an das Rational erinnert, so lange in den einzelnen Situationen zu bleiben, bis die Angst „von selbst" geringer wird:

> Wie wird das, was wir heute vorhaben, Ihnen dabei helfen, Ihre Ängste zu überwinden? Worauf müssen wir achtgeben, wenn wir jetzt in die Situation hineingehen? Was genau ist Ihre Befürchtung/Vorhersage, was passieren wird, wenn Sie sich nun in die Situation hineinbegeben? ... Wie besprochen wird es mein Job sein, darauf zu achten, dass Sie den größten Nutzen aus der Übung ziehen können.

Gestaltung der Exposition

Oftmals wird es nützlich sein, die im folgenden Kasten dargestellten Regeln zur Gestaltung der Expositionssitzung noch mal gemeinsam durchzugehen (siehe Arbeitsblatt „Gestaltung von Expositionen" im Anhang auf S. 124).

Gestaltung der Exposition (Abramowitz et al., 2012, S. 108)

a) Seien Sie darauf vorbereitet, Angst zu erleben. Das Ziel ist es einen deutlichen Angstanstieg und -abfall in der Situation zu erleben. Das Erleben von Angst verweist darauf, dass die Situation gut gewählt wurde und die Exposition richtig gemacht wird.

b) Tun Sie nichts, um Ihre Angst abzuschwächen. Lassen Sie die Angst einfach zu.

c) Nutzen Sie keinerlei Sicherheitsverhalten vor, während und nach der Exposition. Um von der Exposition optimal zu profitieren, dürfen keine Sicherheitsverhaltensweisen (inkl. Rückversicherung, Ablenkung, Medikamente, Alkohol) genutzt werden. Schon kleine Sicherheitsstrategien können den Effekt der Exposition zunichtemachen.

d) Testen Sie Ihre Befürchtungen. Fragen Sie sich vor der Exposition, was Sie in der Situation befürchten. Überprüfen Sie während der Konfrontation – wie ein Wissenschaftler –, ob die Befürchtung eintritt. Überlegen Sie nach der Konfrontation, wie das Erlebte zu Ihrer Befürchtung passt.

e) Konzentrieren Sie sich auf Ihre Angst. Beobachten Sie während der Exposition, wie ängstlich/angespannt Sie sind. Nutzen Sie hierfür eine Skala von 0 („garnicht ängstlich") bis 10 („extrem ängstlich").

f) Bleiben Sie in der Situation bis die Angst nachgelassen hat und zwar egal wie lange das dauert. Wenn Sie die Situation ängstlich verlassen wird Ihre Angst weiter zunehmen.

g) Wiederholen Sie die Exposition so oft bis Sie keine Angst mehr erleben. Je mehr Sie üben, umso rascher wird die Angst weniger werden.

h) Üben Sie in unterschiedlichen Situationen/Kontexten. Das Üben in verschiedenen Kontexten wird dazu beitragen, dass sich Ihre Erfolge festigen und Sie Ihre Angstsymptome langfristig überwinden.

Aufmerksamkeitsfokussierung

Während der Konfrontation bemüht sich die Therapeutin, durch die Lenkung der Aufmerksamkeit auf bedrohliche Stimuli zur Intensivierung der Angst beizutragen. Die folgenden Fragen können genutzt werden, um die Aufmerksamkeit der Patienten auf die Exposition zu fokussieren:

Wie fühlen Sie sich? Was geht Ihnen durch den Kopf? Was sehen Sie/riechen Sie/nehmen Sie wahr? Was erleben Sie körperlich? Gibt es etwas (Gedanken, körperlich, situativ), was Sie vermeiden? Was ist Ihre Befürchtung? Wie stark ist Ihre Angst auf einer Skala von 0 bis 10?

Angstverlauf protokollieren

Diese Fragen sollten in einem der Übung angemessenen Abstand wiederholt werden. Abramowitz und Kollegen (2012) schlagen einen Abstand von fünf Minuten vor. Der Angstverlauf wird von der Therapeutin durchgängig protokolliert (vgl. Abbildung 5).

Therapeutenmodell

Sollte sich der Patient nur zögerlich in die Angstsituation hineinbegeben, dann ist es Aufgabe der Therapeutin, den Patienten durch ermunternde Worte zu unterstützen. Wenn nötig, kann die Therapeutin auch als Modell fungieren und die Übung vormachen. Insbesondere bei der Behandlung von Tierphobien wird die Konfrontation standardmäßig mit Modellernen kombiniert. Laut Abramowitz et al. (2012) sollten Therapeuten hierbei am besten ein meisterndes Modell darstellen, also sicher und angstfrei auftreten.

Die Exposition sollte nicht unterbrochen werden und so lange andauern, bis die Patienten einen deutlichen Abfall der Symptomatik erleben. Als Faustregel wird üblicherweise gesagt, dass ein Angstrückgang um 50 bis 60 % erreicht werden sollte, bevor die Situation verlassen werden kann. Erfahrungsgemäß sollte für einzelne In-vivo-Konfrontationen daher immer eine Sitzungsdauer von 100 bis 150 Minuten eingeplant werden.

Expositionsprotokoll

Datum: ____________________ Uhrzeit: ____________________

Situation: ____________________

____

____

Befürchtung: ____________________

____

____

Zu unterlassendes Sicherheitsverhalten: ____________________

____

____

Angstintensität vor Beginn der Exposition

0	1	2	3	4	5	6	7	8	9	10

Maximale Angstintensität während der Exposition

0	1	2	3	4	5	6	7	8	9	10

Angstintensität nach Ende der Exposition

0	1	2	3	4	5	6	7	8	9	10

Ist Ihre Befürchtung eingetreten? ____________________

____

____

Welchen Schluss ziehen Sie aus der Erfahrung? ____________________

____

____

Abbildung 5: Expositionsprotokoll

Intensivtherapie

In der Behandlung von Agoraphobien empfehlen Schneider und Margraf (1998) ein intensivtherapeutisches Vorgehen, bei dem an 5 bis 10 aufeinanderfolgenden Tagen über mehrere Stunden hinweg mit einer Vielzahl von Angstsituationen konfrontiert wird. Die Patienten werden instruiert, so lange in den einzelnen Situationen zu bleiben, bis die Angst „von selbst" geringer wird, ohne zu versuchen, die Angst zu unterdrücken oder sich abzulenken. Das Programm für einen Tag einer intensivtherapeutischen Reizkonfrontation könnte beispielsweise die folgenden Schritte umfassen: (1) Aufenthalt im Gasometer Oberhausen und Besteigung desselben, (2) Zugfahrt von Oberhausen nach Düsseldorf, (3) Mittagessen in einem chinesischen Restaurant in der Düsseldorfer Innenstadt, (4) Aufenthalt in einer Shopping-Mall auf der Königsallee, (5) Besuch des Fernsehturms in Düsseldorf, (5) Abendessen in einer engen Kneipe in der Düsseldorfer Altstadt, (6) Zugfahrt von Düsseldorf nach Bochum. Eine solche Vorgehensweise bringt den Vorteil mit sich, dass die Patienten – bei einer starken Initialbelastung – oftmals einen sehr schnellen und umfassenden Angstrückgang erleben. Für viele hat es zudem etwas Beruhigendes, zu wissen, dass die Therapie sich nicht über mehrere Wochen hinzieht, sondern binnen kurzer Zeit erfolgreich abgeschlossen werden kann. In der niedergelassenen Praxis wird ein entsprechendes Vorgehen allerdings dadurch erschwert, dass – auch nach entsprechender Beantragung und Bewilligung – höchsten vier einzeltherapeutische Sitzungen am selben Tag abgerechnet werden können.

One-session Treatment

In der Behandlung verschiedener spezifischer Phobien – Tierphobien, Klaustrophobie, Blut-Spritzen-, Verletzungsphobie, Flugphobie – haben sich darüber hinaus sogenannte „One-session Treatments" (OST; Öst, 1989a) als effektiv erwiesen. Bei den One-session Treatments wird – nach einer vorausgehenden Diagnostik und Rationalableitung – mit allen Items der Angsthierarchie innerhalb einer Sitzung konfrontiert. Der zeitliche Umfang der Sitzung liegt bei etwa drei Stunden und die Patienten werden initial darüber aufgeklärt, dass das Treatment als ein Startpunkt zu verstehen ist, sie sich anschließend also in Eigenregie weiter konfrontieren müssen. Verschiedene Untersuchungen verweisen darauf, dass die Behandlungsform auch bei phobischen Kindern und im Gruppenformat erfolgreich eingesetzt werden kann.

Vermeidung beachten

Während der Exposition muss die Therapeutin den Patienten genau im Auge behalten. Ein stark verzögerter Angstrückgang wie auch das Ausbleiben von Angst verweist auf die Möglichkeit, dass kognitiv vermieden wird. Entsprechende Strategien sollten erfragt werden und dem Patienten muss dabei geholfen werden, Vermeidungsstrategien aufzugeben:

Wie kann ich Ihnen helfen, mit der Aufmerksamkeit ganz in der gegenwärtigen Situation zu bleiben?

Gleiches gilt, wenn Patienten sich in einer Konfrontationssitzung über andere Dinge sorgen als die gegenwärtige Situation, sie sich also beispielsweise während einer leichteren Expositionsübung bereits über eine schwerere noch anstehende Expositionsübung Gedanken machen. In einem solchen Fall wird es nicht zum Angstrückgang kommen und die Therapeutin muss dem Patienten helfen, mit seinen Gedanken bei der gegenwärtigen Übung zu bleiben:

Versuchen Sie bitte, mit Ihrer Aufmerksamkeit ganz in der aktuellen Situation zu bleiben. Geben Sie sich Zeit und lassen Sie uns Schritt für Schritt vorgehen. Oft sind spätere Expositionen zudem nicht mehr ganz so beängstigend, wenn man bereits erste Erfolge erlebt hat. Und ganz grundsätzlich entscheiden immer Sie, ob Sie sich auf weitere Expositionen einlassen möchten – und das müssen Sie nicht jetzt tun.

Schließlich müssen auch andere Aspekte, die einer Auseinandersetzung mit der gegenwärtigen Angstsituation entgegenstehen, weitgehend ausgeräumt werden. Im Fall von dissoziativem Erleben muss der Gegenwartsbezug durch die Expositionsgestaltung (vgl. Kapitel 4.3.3.2) erhalten werden. Im Fall histrionischer Aufregung muss gegebenenfalls ein stark graduiertes Vorgehen gewählt werden und im Fall, dass Patienten durch schmerzhafte Muskelverspannungen/Muskelkrämpfe während der Exposition abgelenkt sind, muss der Patient zwischenzeitlich immer wieder instruiert werden, die Körperspannung zu lockern oder die Körperposition zu variieren.

Therapeut als Sicherheitssignal

Bei der Durchführung der Exposition muss schließlich beachtet werden, dass die Anwesenheit der Therapeutin als Sicherheitssignal fungieren kann („Solange Sie dabei sind, wird mir sicher nichts passieren; Sie würden doch auf mich aufpassen"). Sollte dies der Fall sein, dann muss der Patient die Konfrontation allein weiterführen. Die Therapeutin sollte sich aber erst dann entfernen, wenn alle anderen Sicherheitsstrategien bereits abgebaut worden sind.

Umgang mit Abbruchtendenzen

Im Fall von starken Abbruchtendenzen sollte das Rational und das Ziel der Konfrontationen auf ruhige und zugewandte Weise noch mal in Erinnerung gebracht werden (Neudeck, 2015): *Wir sind jetzt sicher bei einer der schwierigsten Stellen angekommen und ich weiß, dass das ganz viel Kraft kostet, sich dieser Situation zu stellen. Es ist daher nicht verwunderlich, dass Sie jetzt aufhören möchten. Geben Sie sich aber bitte noch einen Moment und lassen Sie uns noch mal nachvollziehen, warum Sie hier sind. Also, warum sind Sie hier? Was würden Sie lernen, wenn Sie jetzt aufhören? Ist es sinnvoll, der Angst nachzugeben? Sie machen das wirklich super! Was, denken Sie, wird mit der Angst geschehen, wenn Sie noch ein wenig bleiben? Was können Sie gewinnen, wenn Sie die Angst weiter tolerieren?*

Verweigert der Patient vehement die Fortsetzung der Exposition, sollte die Situation verlassen werden. Wenn der Patient sich etwas beruhigt hat, kann umgehend analysiert werden, was die Situation so schwer gemacht hat: *Was ist gerade passiert? Was hat es so schwer gemacht?* Es empfiehlt sich, die gleiche Situation oder eine andere – weniger schwere – Situation zeitnah erneut aufzusuchen: *Lassen Sie es uns – nach einer kleinen Pause – noch mal probieren. Sie machen das wirklich gut und es ist normal, dass es anstrengend und schwierig ist!*

Ein Abbruch sollte von Therapeuten auf gar keinen Fall katastrophisierend verarbeitet werden. Tatsächlich konnten z. B. Rachman, Craske, Tallman und Solyom (1986) in vorläufigen Studien zeigen, dass Expositionen, die bei hohem Angsterleben abgebrochen wurden, nicht mit einem schlechteren Gesamttherapieergebnis einhergingen als klassisch gestaltete Expositionen. Vor allem dann, wenn weitere Expositionen folgen, bleibt der Abbruch einer Expositionsübung sicher folgenlos.

Bevor eine Angstsituation verlassen wird, sollte immer erfragt werden, ob der Patient oder die Therapeutin noch irgendetwas machen können, um zu einem erneuten Angstanstieg beizutragen. Grundsätzlich gilt die Maxime, dass immer das gemacht wird, was als „worst-case" erlebt wird. In diesem Sinne kann es sich beispielsweise anbieten, die In-vivo-Exposition mit Strategien der interozeptiven Exposition zu kombinieren (siehe unten). Zudem können auch sogenannte Augmentationsstrategien hinzugezogen werden, bei denen ein Patient sich genau konträr zu seiner Verhaltenstendenz verhält: Wolitzky und Telch (2009) konnten beispielsweise zeigen, dass sich die Effektivität einer Höhenkonfrontation dadurch steigern lässt, dass die Patienten aufgefordert wurden, (1) sich über ein Geländer zu lehnen und nach unten zu schauen, während sie die Hände hinter ihrem Rücken verschränkt halten sollten, (2) den Kopf hin- und her zu bewegen, ohne sich am Geländer festzuhalten, (3) den Kopf zu schütteln, um Schwindel zu produzieren, ohne sich am Geländer festzuhalten, (4) auf das Geländer zuzulaufen und sich hinüberzubeugen, während die Hände hinter dem Rücken verschränkt sind, (5) rückwärts auf das Geländer zuzulaufen oder (6) mit geschlossenen Augen auf das Geländer zuzulaufen, während die Hände hinter dem Rücken verschränkt sind.

Augmentationsstrategien

Schlüsse ziehen

Ist es in einer Situation zum Angstrückgang gekommen, werden die Erfahrungen und die daraus resultierenden Schlussfolgerungen vor Ort besprochen:

> Sagen Sie noch mal, was genau schlimmstenfalls während der Exposition hätte passieren können. Was haben Sie befürchtet? Was ist tatsächlich passiert? Inwieweit ist das überraschend für Sie? Welchen Schluss ziehen Sie hieraus? (Craske et al., 2014)

Sodann sollten Therapeut und Patient die gemachten Erfolge gemeinsam „feiern“:

Loben!

> Sie haben die ersten Übungen nun geschafft, das war überhaupt nicht einfach, aber Sie sind ganz großartig an die Übungen herangegangen. Sie haben sich Ihrer Angst gestellt und die Sache selbst in die Hand genommen. Das haben Sie wirklich toll gemacht! Wahrscheinlich sind Sie jetzt total erschöpft – das ist ganz normal! Gibt es etwas, womit Sie sich heute noch belohnen könnten?

Erinnerungsstütze

Hilfreich ist es auch, eine erfolgreich gemeisterte Situation mithilfe eines Fotos/Videos (z. B. Bild auf einem Turm, Bild mit Spinne auf der Hand) als Erinnerungsstütze festzuhalten.

Im Einzelfall kann es allerdings auch angebracht sein, ganz vorsichtig auf den „return of fear“, also das erneute Angsterleben bei der nächsten Konfrontation, hinzuweisen (vgl. Kapitel 2.4):

> Das ist wirklich ein toller erster Schritt. Jetzt müssen wir dranbleiben, damit Sie die Angst auch langfristig in den Griff bekommen.

Auf gar keinen Fall sollte dies jedoch auf demoralisierende Art gemacht werden! Falls die Patienten die eigenen Erfolge kleinreden („Kann ja jeder“), sollte die Angsteinschätzung zum Ende der Konfrontation nochmals mit der Einschätzung im Vorfeld der Konfrontation verglichen werden. Zudem sollte deutlich gemacht werden, dass es natürlich viele Leute gibt, die z. B. in ein Kaufhaus gehen, dass es aber nur sehr wenige Menschen gibt, die sich massiven Ängsten stellen:

> Wie viele Menschen kennen Sie, die sich in eine Situation hineinbegeben, in der sie fürchten, zu sterben?

Optimiertes Lernen

Ausgehend von der Annahme, dass die Exposition auf dem Prinzip des inhibitorischen Lernens beruht (vgl. Kapitel 2.4), wurden in jüngster Zeit verschiedene Vorschläge zur Steigerung des Expositionserfolgs gemacht (Craske et al., 2014). Einzelne dieser Vorschläge werden im Folgenden dargestellt:

Erwartungsverletzung

1. *Erwartungsverletzung:* Nach dem Prinzip der Erwartungsverletzung (expectancy violation) sollte die Therapeutin die Expositionssitzung so gestalten, dass die Erfahrungen des Patienten während der Exposition (z. B. „Meine Angst lässt nach") seinen Befürchtungen (z. B. „Meine Angst wird sich ins Unermessliche steigern") maximal widersprechen. Je mehr die Erfahrung während der Exposition der Erwartung widerspricht, umso größer und nachhaltiger sollte der Lernerfolg sein. Vergleichbar dem Vorgehen bei Verhaltensexperimenten (vgl. Kapitel 1.1) empfehlen Craske und Kollegen (2014), die Erwartungen/Befürchtungen des Patienten unmittelbar vor der Exposition explizit zu erfragen und die Exposition so zu gestalten, dass die konkrete Befürchtung unmittelbar getestet wird (Was muss gelernt werden?). Im Anschluss an die Exposition sollte zudem genau ausgewertet werden, welche Erfahrung die Patienten gemacht haben, wie diese Erfahrung zur Erwartung/Befürchtung passt und inwieweit sie die Erfahrung als überraschend erlebt haben. Weniger die Angstreduktion in der konkreten Situation, als die Widerlegung von Erwartungen gilt Craske et al. (2014) als zentral für die Durchführung und Beendigung von Expositionen – auch hierin entspricht das Vorgehen dem von Verhaltensexperimenten (Bennet-Levy et al., 2004).
   Um den Erwartungsverletzungseffekt möglichst stark zu machen, raten Craske et al. (2014) davon ab, im Vorfeld der Exposition kognitive Disputationsstrategien („Wie wahrscheinlich ist es, dass Sie von einem Hund gebissen werden?" „Was wäre das Schlimmste daran, wenn jemand über Sie lachen würde?") zu verwenden. Eine entsprechende Vorgehensweise schwächt möglicherweise die negative Erwartung des Patienten ab und reduziert damit den Erwartungsverletzungseffekt. Disputiert werden sollte immer erst im Anschluss an die Exposition.

Vertiefte Extinktion

2. *Vertiefte Extinktion:* Wann immer möglich, sollten verschiedene Angstreize (internal und/oder external) in einer Übung gleichzeitig eingesetzt werden. Eine interozeptive Exposition mit gefürchteten Körpersymptomen (wie z. B. Koffeinkonsum) und eine In-vivo-Exposition mit einer agoraphobischen Situation (wie sich z. B. in einem Einkaufszentrum aufzuhalten) sollten also beispielsweise kombiniert werden (Kaffee trinken, während man sich in einem Einkaufszentrum aufhält), nachdem mit beiden Stimuli zunächst einzeln konfrontiert wurde. Bei einer

Spinnenexposition könnte beispielsweise zunächst mit einem Weberknecht und dann mit einer Hauswinkelspinne konfrontiert werden, bevor mit beiden Spinnen gleichzeitig konfrontiert wird.

Variabilität

3. *Variabilität:* Es wird vermutet, dass sich durch eine variable Gestaltung von Expositionen eine nachhaltigere Angstreduktion erreichen lässt. Craske et al. (2014) empfehlen daher Expositionen mit unterschiedlichen Stimuli, unterschiedlicher Dauer und unterschiedlicher Intensität zu kombinieren. Darüber hinaus empfehlen sie, eine Expositionsbehandlung zwar mit moderat angstauslösenden Stimuli zu beginnen, im Verlauf der Therapie dann aber nicht graduiert vorzugehen, d.h. schrittweise immer bedrohlichere Situationen aufzusuchen, sondern die Items der Angsthierarchie aufs Geratewohl darzubieten. Ein entsprechendes Vorgehen setzt natürlich voraus, dass Patienten grundsätzlich damit einverstanden sind, dass frühzeitig auch mit hochgradig angstauslösenden Stimuli konfrontiert wird.

Kontextvariation

4. *Kontextvariation:* Neben den Stimuli und Durchführungsbedingungen der Exposition spielt beim Extinktionslernen auch der Kontext eine wichtige Rolle. Für die klinische Praxis bedeutet dies, dass auch nach erfolgreicher Expositionstherapie die Gefahr eines Rückfalls (return of fear) steigt, sobald der Patient den „Kontext" der Therapie verlässt. Daher ist es für die Nachhaltigkeit des Therapieerfolgs wichtig, die Expositionsübungen in so vielen unterschiedlichen Kontexten wie möglich durchzuführen, z.B. den Ort (im Therapieraum, im häuslichen Umfeld, in der Umgebung), die Tageszeit und die bei der Exposition anwesenden Personen (allein, mit Therapeut, mit Partnern etc.) zu variieren. Nur durch das Üben unter verschiedenen Kontextbedingungen ist es möglich, ein Transferlernen zu generieren.

4.1.5.2 Selbstkontrollphase

Sobald die Therapeutin sicher ist, dass der Patient kein Flucht- und Vermeidungsverhalten mehr zeigen wird, sollte der Patient beginnen, phobische Situationen alleine aufsuchen. Die Selbstkontrollphase gewährleistet, dass der Patient auch nach der Therapie die gelernten Fertigkeiten alleine anwenden kann. Bereits nach der ersten gemeinsamen Expositionssitzung sollten Patienten daher ermuntert werden, tägliche Expositionsübungen in Eigenregie durchzuführen. Zu Therapiebeginn wird es in der Regel darum gehen, die gemeinsam durchgeführten Expositionsübungen zu wiederholen. Im Therapieverlauf werden dann zunehmend andere Situationen/Reize hinzugenommen.

Exposition in Eigenregie

In dieser Phase finden noch häufig Patient-Therapeutinnen-Kontakte statt, um die Expositionen einerseits genau vorzubesprechen und andererseits aufgetretene Probleme frühzeitig zu bearbeiten. Eine zentrale Aufgabe der Vorbesprechung ist es, eine passende Angstsituation auszuwählen sowie potenzielle Sicherheitsverhaltensweisen zu identifizieren und Lösungsmöglichkeiten herauszuarbeiten. Schlussendlich sollte die genaue Übungsdurchführung festgelegt werden, d.h. Tag und Zeit der Übung, Ablauf der Übung, Umgang mit Sicherheitsverhaltensweisen, Ende der Übung. Gerade bei den ersten selbstdurchgeführten Expositionssitzungen kann es hilfreich sein, vor der Exposition und im unmittelbaren Anschluss kurz mit dem Patienten zu telefonieren. Ein solches Vorgehen hilft natürlich auch dabei, gänzlichem Vermeidungsverhalten vorzubeugen. Alle Expositionen sollten schließlich schriftlich vom Patienten dokumentiert werden (vgl. Abbildung 6 auf S. 68).

Nachbesprechung

Bei der Nachbesprechung sollte die Therapeutin besonderes Augenmerk darauf richten, ob der Patient ausreichend lange in einer Situation geblieben ist und inwieweit er befürchtungskonträre Erfahrungen gemacht hat. Es ist wichtig, dass alle vom Patienten versuchten Übungen gelobt werden – egal, ob die selbstdurchgeführten Übungen erfolgreich oder weniger erfolgreich gelaufen sind. Falls die Übung nicht erfolgreich gelaufen ist, verstärkt die Therapeutin dafür, dass die Übung versucht wurde. Die Therapeutin weist hierbei darauf hin, dass der Patient sich schließlich bis jetzt nicht zugetraut hätte, eine solche Übung freiwillig zu machen – somit ist schon der Versuch ein Erfolg! Der Patient sollte dann die Übung als Hausaufgabe erneut durchführen. Hierzu bespricht die Therapeutin sehr konkret, was der Patient das nächste Mal anders machen kann, um die Übung erfolgreicher zu gestalten. Mit der Zeit sollte der Patient ermuntert werden, neben den geplanten Expositionen mehr und mehr auch „Alltagsexpositionen“ wahrzunehmen, d.h. auftretende Ängste bzw. Vermeidungsverhaltensweisen für spontane Konfrontationsübungen zu nutzen.

Einbezug von Partnern

Insbesondere dann, wenn Partner/Angehörige dazu neigen, den Patienten in Angstsituationen zu entlasten bzw. aus der jeweiligen Situation zu nehmen („Meine Frau hält das nicht aus“) und so ungewollt das Vermeidungsverhalten unterstützen, sollte der Einbezug des Partners in die Expositionstherapie erwogen werden. Es kann dabei um reine Informationsvermittlung gehen, d.h. dem Angehörigen wird gemeinsam mit dem Patienten das Konfrontationsrational erläutert (vgl. Kapitel 4.1.3.1), oder darum, den Partner als Co-Therapeuten in die Therapie einzubeziehen.

Co-Therapeuten

Letzteres bietet sich insbesondere im Übergang von der Intensiv- zur Selbstkontrollphase an. Der Partner sollte allerdings nur dann intensiver einbezogen werden, wenn eine vertrauensvolle, stabile Beziehung besteht und nicht von einem „Symptomgewinn“ innerhalb der Paarbeziehung ausgegangen wird. Am einfachsten ist es, wenn der Partner den Patienten und den Therapeuten bei einer oder zwei Expositionen begleitet, und so die adäquaten Strategien zum Abbau von Vermeidungsverhalten und zum Umgang mit Sicherheitsverhalten und Abbruchtendenzen vom Therapeuten modelliert bekommt.

4.1.5.3 Rückfallprävention

Behandlungsrational und Behandlungsschritte zusammenfassen

Zum Therapieende sollten die Abstände zwischen den Sitzungen verlängert und das Vorgehen bei Rückschritten besprochen werden. Dazu werden am Ende der Behandlung noch mal das Behandlungsrational und die einzelnen Behandlungsschritte zusammengefasst. Zudem wird rekapituliert, wie sich die Angstsymptome des Patienten im Behandlungsverlauf verändert haben. Hierzu bietet es sich an, die Selbstbeobachtungsprotokolle des Patienten heranzuziehen und gemeinsam durchzugehen.

Schließlich muss hervorgehoben werden, dass die neue Umgangsweise mit Angst und Vermeidung über die Zeit beibehalten werden muss. Öst (1989b) empfiehlt zur Verdeutlichung die folgende Analogie:

> Mit dem Erwerb des Führerscheins ist man leider noch kein erfahrener Fahrer. Es ist vielmehr wichtig, das Autofahren oft zu üben, um zu lernen, mit verschiedenen Verkehrssituationen zurechtzukommen. Tut man dies, so wird man immer besser. Nutzt man das Auto hingegen nur sehr selten, verliert sich die neu erworbene Fertigkeit des Autofahrens mit der Zeit wieder und innerhalb weniger Jahre ist man wahrscheinlich ein schlechterer Fahrer als zum Zeitpunkt der Führerscheinprüfung. Wird man in dieser Situation plötzlich gebeten, zu fahren, wird man dies wahrscheinlich nur schlecht hinbekommen.

Es ist entsprechend wichtig, fortgesetzt zu üben. Hierzu kann mit den Patienten ein Übungsplan für die Zeit nach der Therapie aufgesetzt werden, in dem genau spezifiziert wird, welche Übungen in welcher Frequenz (innerhalb der kommenden sechs Monate) wiederholt werden und welche Sicherheitsverhaltensweisen dabei unterlassen werden müssen. Unter Umständen kann die Selbstverpflichtung zur fortgesetzten Übung auch dadurch bekräftigt werden, dass Partner oder Freunde über den Übungsplan informiert und um Unterstützung gebeten werden.

Schließlich sollten Patienten darauf vorbereitet werden, dass sie mit sehr hoher Wahrscheinlichkeit auch zukünftig mit Angsterleben konfrontiert sein werden („Eine Expositionstherapie stellt keine lebenslange Impfung gegen

Angst und Panik dar"). Ein „return of fear" lässt sich auch bei Patienten beobachten, die extrem gut auf die Expositionsbehandlung angesprochen haben. Entsprechend wichtig ist es, dass Patienten mit einer realistischen Erwartungshaltung aus der Therapie herausgehen. In diesem Sinne sollten die Patienten zwischen einem „Vorfall" und einem „Rückfall" differenzieren können (Öst, 1989b). Ein *Vorfall* meint das unerwartete Auftreten von Angstsymptomen (Panik, Unbehagen, Vermeidung) in Situationen, mit denen man zuvor gut zurechtgekommen ist. Ein *Rückfall* meint eine vollständige Rückkehr der Angstsymptomatik, sodass es dem Patienten wieder wie vor Therapiebeginn geht. Ob sich ein Vorfall zu einem Rückfall ausweitet, hängt entsprechend davon ab, inwieweit Patienten beim erneuten Aufkommen von Ängsten gegensteuern und sich der Situation, in der sie einen Vorfall erlebt haben, schnell (und bis zum Angstrückgang) wieder aussetzen. Langfristiger Therapieerfolg definiert sich somit weniger dadurch, dass es nie mehr zu Angstsymptomen kommt, sondern vielmehr dadurch, dass der Patient gelernt hat, wieder aufkommende Ängste unmittelbar zu bewältigen.

Vorfall vs. Rückfall

Taylor (2000) empfiehlt Patienten die folgenden Schritte im Umgang mit einem Vorfall zu beherzigen (siehe Arbeitsblatt „Umgang mit Vor- bzw. Rückfällen" im Anhang auf S. 125).

Umgang mit Vor- bzw. Rückfällen (Taylor, 2000)

1. *Machen Sie sich klar, dass ein Vorfall kein Rückfall ist.* Gelegentliches Wiederauftreten von Symptomen ist zu erwarten und es ist unproblematisch, solange angemessen hiermit umgegangen wird.
2. *Analysieren Sie die Situation.* Versuchen Sie, zu verstehen, was den Vorfall ausgelöst haben könnte: War die Situation in irgendeiner Weise besonders (insbesondere im Vergleich zu anderen Situationen, in denen keine Angstsymptome aufgetreten sind)?
3. *Konfrontieren Sie sich.* Suchen Sie die Situation erneut auf und konfrontieren Sie sich. Bleiben Sie so lange in der Situation, bis die Angst nachgelassen hat und Sie Ihre Befürchtungen überprüfen konnten.
4. *Begrenzen Sie den Vorfall.* Einen Vorfall kann man sich wie ein kleines Feuer vorstellen – es kann rasch gelöscht werden oder es kann sich zu einem großen Brand ausweiten, wenn nicht zügig reagiert wird. Um zu verhindern, dass Angsterleben sich erneut auf verschiedene Situationen ausbreitet, sollten in sämtlichen Situationen, in denen (auch leichte) Ängste erlebt werden, erneute Konfrontationen durchgeführt werden.
5. *Wenn selbstgeleitete Expositionen nicht funktionieren, dann melden Sie sich umgehend bei Ihrem Behandler.* Möglicherweise kann dieser ein paar therapeutenbegleitete Expositionen anbieten.

4.1.6 Besonderheiten und Umgang mit Schwierigkeiten

Im Kontext verschiedener Ängste muss das soeben beschriebene therapeutische Vorgehen etwas angepasst werden bzw. gibt es bestimmte Aspekte, die besonderer Beachtung bedürfen. Hierzu sollen im Folgenden spezifische Hinweise gegeben werden.

4.1.6.1 Tierphobien

Die Konfrontation mit Tieren wird meist graduiert gestaltet. Das graduierte Vorgehen stellt weitgehend sicher, dass die Tiere während der Konfrontation nicht geschädigt werden (z. B. weil sie aus Angst fallengelassen oder – bei Insekten – zerquetscht werden) und sie sich – durch eine massive Angstreaktion des Patienten – nicht bedroht fühlen (z. B. Hunde). Im Rahmen der Konfrontation sollte der Umgang mit dem jeweiligen Tier zudem durch den Therapeuten modelliert werden, d. h. jede einzelne Stufe der Angsthierarchie wird zunächst vom Therapeuten vorgemacht und erläutert, bevor der Patient den Schritt nachmacht. Insbesondere bei Tieren, die potenziell gefährliche Reaktionen zeigen können, bietet es sich zudem an, dass der Patient Informationen über das Tier und typische Verhaltensmuster erhält. Hierfür und für die konkreten Konfrontationen ist es hilfreich bzw. unerlässlich, mit Tierheimen, Tierzüchtern, Tierhandlungen oder Tiergärten zu kooperieren. Da bei Tierphobien vielfach nicht nur Angst, sondern auch Ekel eine wichtige Rolle spielen, sollten Therapeuten auf eine längere Expositionsdauer eingestellt sein. Schlussendlich muss darauf geachtete werden, dass sich die Patienten zunehmend auch alleine mit dem Angstobjekt konfrontieren und dies in unterschiedlichsten Kontexten: Ein Spinnenphobiker sollte sich also beispielsweise auch im heimischen Schlafzimmer oder Keller mit Spinnen konfrontieren.

Informationen geben

4.1.6.2 Autofahrphobien

Ängste beim Autofahren können sehr unterschiedlich beschaffen sein und im Kontext unterschiedlicher Störungsbilder auftreten, sodass es einer sehr sorgfältigen Diagnostik und verhaltensanalytischen Betrachtung im Vorfeld der Exposition bedarf. Grundsätzlich ist es bei Autofahrphobie oder -ängsten bedeutsam, zu klären, wann der Patient das letzte Mal Auto gefahren ist, ob er eine ausreichende Fahrpraxis besitzt und somit in der Lage ist, am Straßenverkehr teilzunehmen. Der Verweis auf einen gültigen Führerschein genügt zur Prüfung der Fahrtauglichkeit nicht aus. Bei Zweifeln an der Fahrtüchtigkeit des Patienten müssen die ersten Übungen gemeinsam mit einem Fahr-

Fahrtauglichkeit prüfen

lehrer durchgeführt werden. Gleiches gilt, wenn der Patient massive Angstreaktionen beim Autofahren schildert.

Moderate Angstintensitäten stellen keinen zwangsläufigen Grund dar, die Konfrontation abzubrechen. Bei ausgeprägten Panikattacken muss hingegen angehalten werden. Wenn auf dem Standstreifen angehalten wird, gilt es, das Warndreieck aufzustellen, eine Warnweste anzuziehen und hinter der Leitplanke den Angstrückgang zu begleiten; nach Abklingen der Panikattacke kann sogleich weitergefahren werden. Schwindelgefühle während des Fahrens lassen sich oft auf ein – im Rahmen der Angst – verengtes Blickfeld zurückführen. Die Betroffenen fangen beispielsweise an, auf das Heck des voranfahrenden Autos zu „starren". Hierdurch kann es zu Schwindel wie auch zunehmender Fahrunsicherheit kommen. Entsprechend sollten Patienten angeleitet werden, immer weit vorauszublicken und den Blick nicht zu fixieren. Da es beim Autofahren oft zu schnell wechselnden Reizkonstellationen (z. B. Kreuzungen, Autobahnauffahrten, Lastwagen, Tunnel, Brücken, Baustellen, Staus) und damit wiederholtem „Erschrecken" der Patienten kommt, muss für die Expositionen ausreichend Zeit eingeplant werden.

Nicht zu Letzt aus Haftungsgrundsätzen empfiehlt es sich bei Expositionen im Straßenverkehr, maximal transparent vorzugehen, in therapeutisch einfühlsamer Weise auf die Risiken im Straßenverkehr hinzuweisen und strikt graduiert – in Einzelfällen auch eher angstbewältigend – vorzugehen. Aus versicherungsrechtlichen Gründen ist davon abzuraten, Konfrontationen mit dem Auto der Therapeutin durchzuführen.

4.1.6.3 Blut-Spritzen-Verletzungs-Phobien

Im Gegensatz zu allen anderen Angststörungen reagieren Patienten mit einer Blut-, Spritzen- und Verletzungs-Phobie bei der Konfrontation mit ihrem phobischen Stimulus nur kurz mit einem Anstieg der körperlichen (v. a. kardiovaskulären) Erregung, dann folgt ein Abfall der Herzfrequenz und des Blutdrucks, sodass es bei sehr vielen Betroffenen zur Ohnmacht kommt. Entsprechend wird die Konfrontation bei diesen Phobien in der Regel kombiniert mit der Methode der „Applied Tension" (Öst & Sterner, 1987). Es handelt sich um eine einfache Copingtechnik, bei der der Patient angeleitet wird, die große Skelettmuskulatur (Arme, Beine, Oberkörper, Bauch, Gesäß) für 15 bis 20 Sekunden anzuspannen, dann die Spannung für 30 Sekunden bis auf das Ausgangsniveau (aber nicht bis in einen Entspannungszustand) zu lösen, und im Anschluss erneut anzuspannen. Insgesamt werden fünf solcher Zyklen wiederholt. Wichtig ist, dass die Muskeln nicht über die individuelle Schmerzgrenze hinaus angespannt werden und dass die Patienten während der An-

Applied Tension

spannung normal weiteratmen. Zentrales Ziel der angewandten Anspannung ist es, den Blutdruck zu beeinflussen und dabei insbesondere dem Blutdruckabfall entgegenzuwirken. Es kann entsprechend sinnvoll sein, dem Patienten mithilfe eines Blutdruckmessgeräts zu zeigen, dass er wirklich seinen Blutdruck erhöhen kann. Erst wenn der Patient die Anspannung beherrscht, wird diese mit der Konfrontation kombiniert.

Die angewandte Anspannung ist nur dann sinnvoll, wenn eine Ohnmachtstendenz besteht. Letzteres ist bei Patienten mit einer reinen Spritzenphobie seltener der Fall. Die Patienten befürchten vor allem den Schmerz und tatsächlich wird die Schmerzwahrnehmung durch die Muskelanspannung der Betroffenen vielfach verstärkt, sodass hier unter Umständen die Konfrontation mit gezielter Entspannung kombiniert werden sollte.

4.1.6.4 Soziale Phobie

Exposition ist eine wirksame Methode zur Behandlung sozialer Ängste (Ruhmland & Margraf, 2001b). Allerdings sind die für eine Exposition zentralen Merkmale „Wiederholung" und „zeitliche Ausdehnung" im sozialen Kontext oft nur schwer herstellbar: Interaktionspartner verhalten sich nicht immer gleich und viele soziale Situation verändern ihren Charakter, wenn sie zeitlich sehr lange gestreckt aufgesucht werden. Während es beispielsweise möglich ist, sich sehr lange in Menschenmengen aufzuhalten, ist es schwer möglich, ein Gespräch mit einer Autoritätsperson unbegrenzt zu strecken. Da sich Interaktionspartner darüber hinaus nicht zu 100 % erwartbar verhalten, ist es zudem schwierig, graduiert vorzugehen. Schließlich ist es bei sozialen Ängsten oftmals weniger leicht für den Patienten, zu erkennen, ob eine Befürchtung nun eingetreten ist oder nicht: Es ist leichter zu bemerken, dass man keinen Herzinfarkt während der Exposition erlitten hat oder nicht vom Hund gebissen wurde, als festzustellen, dass man von einem Interaktionspartner tatsächlich nicht negativ beurteilt wurde. Prinzipiell ist es daher möglich, dass Patienten in der Exposition keine eindeutig positiven Erfahrungen machen.

Verhaltensexperimente

Diese Besonderheiten legen es nah, kognitive Aspekte bei der Gestaltung von Expositionen wesentlich stärker zu berücksichtigen und Verhaltensexperimente statt reiner Expositionsübungen zu nutzen. Die Konfrontation mit sozialen Situationen erfolgt also nicht mit dem Ziel einer Angsthabituation, sondern mit dem Ziel, konkrete und klar operationalisierte Befürchtungen zu überprüfen (vgl. Kapitel 1.1). Wie bei der Exposition muss natürlich auch bei einem solchen Vorgehen darauf geachtet werden, dass kein Sicherheitsverhalten ausgeführt wird und die Aufmerksamkeit auf relevante (Außen-)Reize gerichtet wird.

4.1.6.5 Waschzwänge

Im Kontext von Waschzwängen ist in besonderer Weise auf verhaltensmäßige und gedankliche Vermeidungsrituale zu achten. „Als spezifische Strategie auf Verhaltensebene sind u.a. die Benutzung von Handschuhen, Seife, Desinfektionsmitteln, besondere Bewegungen beim Öffnen von Türen, beim Händeschütteln etc. zu beachten. Viele dieser Muster sind so automatisiert, dass sie weder vom Patienten selbst noch von seiner Umgebung wahrgenommen werden" (Reinecker & Lakatos, 2005, S. 132). Auf gedanklicher Ebene finden sich während der Konfrontation vielfach subtile kognitive Vermeidungsstrategien, die letztlich eine Säuberung von Kontamination am Ende der Konfrontation bzw. am Ende des Tages in Aussicht stellen („Schlimmstenfalls kann ich heute Abend/übermorgen sehr ausführlich duschen"). Entsprechend wichtig ist es, bei den Konfrontationen einen Zustand der „Unumkehrbarkeit" herzustellen, d.h. eine Kontaminierung möglichst irreversibel herzustellen. Es ist dafür wichtig, dass der Patient den kontaminierten oder kontaminierenden Gegenstand nicht nur anfasst, sondern sich so stark wie möglich kontaminiert, sich also beispielsweise nach der Berührung des Gegenstands durch das Gesicht streicht, durch die Haare geht und über seine Kleidung streicht. Auch die Aufteilung zwischen „sauberen" und „schmutzigen" Bereichen sollte aufgehoben werden, indem der Patient aufgefordert wird, während der Exposition auch diejenigen Bereiche zu betreten und anzufassen, die in seinen Augen sauber sind (z.B. sein Bett, sein Schlafzimmer). Ein Patient, der beispielsweise fürchtet, sich mit Hepatitis anzustecken, könnte also zunächst damit beginnen, verschiedene Gegenstände in der Praxis zu berühren (Türklinken, Stühle im Wartezimmer, Waschbecken, Toilettenspülkästen), um dies außerhalb der Praxis fortzusetzen (Besuch öffentlicher Toiletten, Krankenhäuser) und schließlich daheim – mit ungewaschenen Händen – über die Bettwäsche und den Teppich im Schlafzimmer zu streichen. Natürlich setzen all diese Übungen das Einverständnis des Patienten voraus.

„Unumkehrbarkeit" herstellen

4.1.6.6 Kontrollzwänge

Selbstgeleitete Exposition

Bei der Konfrontation im Rahmen von Kontrollzwängen ist es von besonderer Wichtigkeit, dass der Patient selber die Verantwortung für sein Handeln übernimmt. Aus diesem Grund ist eine Konfrontation in Anwesenheit der Therapeutin häufig keine wirkliche Konfrontation. Besser ist es, wenn man den Patienten alleine in die betreffende Situation (z.B. Küche, Heizkeller) schickt und die Therapeutin im Nebenraum oder vor der Haustür wartet. Außerdem muss beachtet werden, dass es oft nicht möglich ist, dieselbe Übung innerhalb einer Sitzung zu wiederholen – die zweite Konfrontation würde ja eine Kontrolle des ersten Übungsdurchgangs ermöglichen. Es muss daher auf eine stärkere Übungsbreite achtgegeben werden. Schlussendlich bietet es sich vielfach an, Expositionsübungen so durchzuführen, dass der Patient nach Verlassen des Hauses noch für mehrere Stunden außer Haus bleibt oder sogar woanders übernachtet.

4.1.6.7 Körperkonfrontation

Körperkonfrontationen bieten sich als Methode an, um Körperbildprobleme bei Essstörungen (einschließlich Adipositas) zu behandeln. Die Körper- oder Figurexpositionen stellen zumeist einen Behandlungsbaustein im Rahmen umfassender Interventionsprogramme dar (Legenbauer & Vocks, 2013). Sie dienen dazu, eine verzerrte Betrachtungsweise des eigenen Körpers zu korrigieren, negative Gefühle wie Unsicherheit, Angst oder Ekel abzubauen und den Blick für positive Aspekte des eigenen Körpers zu sensibilisieren. In der Regel wird graduiert vorgegangen. Die Patienten werden gebeten, sich vor einen Ganzkörperspiegel zu stellen und sich von Kopf bis Fuß zu beschreiben. Die Patienten sollten hierbei wahlweise enge, körperbetonte Kleidung oder Badekleidung tragen. Die Therapeutin lenkt durch gezielte Fragen die Aufmerksamkeit sukzessive auf alle Körperteile und fordert die Patienten auf, diese genau zu beschreiben:

Verzerrte Körperwahrnehmung korrigieren

> Wie würden Sie Ihre Kopfform beschreiben? Wie sehen Ihre Ohren aus? Bitte beschreiben Sie Ihre Haare hinsichtlich Schnitt, Struktur und Farbe! ...

Legenbauer und Vocks (2013) betonen, dass es bei der Durchführung der Exposition wichtig ist, die Patienten jedes Mal zu unterbrechen, wenn sie negative Aussagen machen. Ziel ist es, durch die Unterbrechung negative automatische Gedanken über den Körper bewusst zu machen und durch neutrale oder positive Beschreibungen zu ersetzen.

Vor, während und nach der Konfrontationsübung wird wiederholt erfragt, wie angespannt der Patient ist (z. B. 0 = entspannt; 100 = extrem angespannt). Bei jeder einzelnen Übung ist darauf zu achten, dass ausreichend Zeit – d. h. 60 bis 90 Minuten – eingeplant wird, sodass Gefühle (Angst, Ekel, Traurigkeit) tatsächlich aktiviert und verändert werden können. Es empfiehlt sich des Weiteren, die Figurexposition zu verschiedenen Tageszeiten durchzuführen, um den Einfluss des Sättigungsgrades (vor und nach einer Mahlzeit) auf die Figurwahrnehmung und -bewertung zu berücksichtigen. Ferner wird empfohlen, für die Körperexposition in etwa fünf Sitzungen einzuplanen und diese in möglichst kurzen Abständen nacheinander durchzuführen.

4.1.6.8 Exposition bei Kindern

Kein Flooding

Expositionsverfahren stellen auch in der Behandlung kindlicher Ängste das Verfahren der Wahl dar (In-Albon & Schneider, 2007). Anders als in der Behandlung erwachsener Patienten wird bei Kindern jedoch meist ein graduiertes Vorgehen gewählt. Eine „Angstüberflutung" wird – insbesondere von jüngeren Kindern – oftmals so negativ erlebt, dass es trotz einer Habituationserfahrung schwierig wird, sie zu weiteren Expositionsübungen zu motivieren. Ideal ist es daher, mit gut bewältigbaren Situationen zu starten, sodass die Kinder möglichst schnell Erfolge erleben, Zutrauen in die Methode gewinnen und zu weiteren Übungen motiviert sind. Zudem kann es in der Expositionsbehandlung mit Kindern auch angebracht sein, vor der Exposition Mut machende Bewältigungssätze zu erarbeiten und den Kindern – gerade am Anfang – zu erlauben, „Glücksbringer" (z. B. Glückssteine, Teddybären) in die Übungen mitzunehmen. Ansonsten geht es aber auch bei den Kindern darum, sich in die angstauslösenden Situationen für eine ausreichende Zeit hineinzubegeben und die Erfahrung zu machen, dass Befürchtungen nicht eintreten.

Elterneinbezug

Das grundsätzliche Vorgehen bei der Expositionsbehandlung von Kindern unterscheidet sich somit nicht von dem bei Erwachsenen. Stärkeres Augenmerk muss allerdings auf den Einbezug von Familienangehörigen, d. h. der Eltern, gerichtet werden. Während es – außer bei Trennungsängsten – nicht zwangsläufig notwendig ist, dass die Eltern die Expositionen begleiten und unterstützen, müssen die Eltern natürlich mit dem Expositionsrational vertraut gemacht werden und dabei unterstützt werden, überbehütendes und rückversicherndes Verhalten abzubauen.

Fallbeispiel: Herr S.

Herr S. ist zum Zeitpunkt des Therapiebeginns 44 Jahre alt. Er ist verheiratet und lebt zusammen mit seiner Ehefrau und seiner Tochter in einem Reihenhaus im Ruhrgebiet. Im Erstgespräch berichtet er, seit Jahrzehnten unter der Angst zu leiden, im Straßenverkehr oder in anderen Situationen (z. B. beim Einkaufen) einen Unfall verursacht zu haben. Um diese Angst zu kontrollieren, müsse er sich ständig vergewissern, dass nichts passiert sei: So laufe er Wege wiederholt ab, um sie auf mögliche Unfallspuren zu kontrollieren. Im Auto habe er eine kleine Kamera installiert, sodass er alle Fahrten am Abend nochmals durchsehen könne. Da er seinem eigenen Wahrnehmungsvermögen nicht mehr traue, müsse seine Partnerin die Videobänder gemeinsam mit ihm – Abend für Abend – anschauen und ihm bestätigen, dass auf den Bändern nichts Verdächtiges zu sehen ist. Manchmal müsse seine Frau ihn auch zur Polizei begleiten, bei welcher er gelegentlich nachfragt, ob er einen Unfall verursacht habe. Mittlerweile vermeide er es, wenn immer möglich, das Haus alleine zu verlassen. Durch die Einschränkungen habe er „gar keine Lebensqualität mehr“, auch die Familie leide sehr unter der Symptomatik.

Auf Grundlage des Erstgespräches und dem Ergebnis des „Diagnostischen Interviews bei psychischen Störungen“ (DIPS) wird die Diagnose einer Zwangsstörung (DSM-IV) bzw. Zwangsstörung, Zwangsgedanken und -handlungen gemischt (F42.2; ICD-10) gestellt.

Die ersten Sitzungen wurden für eine ausführliche Exploration der aktuellen Schwierigkeiten und den Verlauf der Symptomatik genutzt. Herr S. machte sehr schnell seine Erwartungen bezüglich des therapeutischen Vorgehens deutlich: So klärte er bereits während der probatorischen Sitzungen ab, ob eine In-vivo-Konfrontation im Rahmen der Therapie möglich und geplant ist („Reden alleine hilft mir nicht“). Auch eruierte er, ob sein Wunsch nach einem völligen Verzicht auf Psychopharmaka unterstützt würde. Im Anschluss an die Vermittlung psychoedukativer Informationen konnte somit zügig mit der Vorbereitung der Expositionen begonnen werden. Das Therapierational wurde mithilfe des Gedankenexperimentes abgeleitet. Auch wurde über den Umgang mit Ablenkungen und verdeckten Vermeidungs- und Neutralisierungsstrategien gesprochen. Überdies wurde – im Beisein der Partnerin – besprochen, dass keine Rückversicherungen mehr vorgenommen werden dürfen. Herr S. berichtet, große Angst vor den Expositionen zu haben, gleichzeitig aber keine andere Chance zu sehen.

Gemeinsam wurde die Entscheidung getroffen, eine zeitlich massierte Behandlung umzusetzen. In einem ersten Behandlungsblock wurden zunächst mehrstündige Sitzungen an vier aufeinanderfolgenden Tagen vereinbart. Am ersten Behandlungstag verließ der Patient in Begleitung der Therapeutin seine Wohnung und legte Wege verschiedenen Schweregrades zurück (kleinere Wegstrecken im Wohnumfeld, Waldwege, größere Straßen, Markt- und Parkplätze). Vor Beginn jedes Weges verbalisierte der Patient seine Befürchtung und schätzte ein, für wie wahrscheinlich er das Eintreffen der Befürchtung hielt. Die Auswertung erfolgte jeweils im unmittelbaren Anschluss an die bewältigte Wegstrecke. Herr S. wurde durchgängig angehalten, sich nicht umzudrehen oder anderweitig seine Umgebung zu kontrollieren (Steine und Stöcke kontrollieren etc.). Zudem wurde – im Laufe der Exposition – kein Weg wiederholt gegangen. Ab dem zweiten Behandlungstag legte Herr S. nahezu alle Wege alleine zurück, wobei die Entfernung zur Therapeutin zunehmend gesteigert wurde. Dies stellte eine deutliche Herausforderung für Herrn S. dar. Dennoch gelang es, den Patienten schrittweise zu immer weiteren Wegen und auch subjektiv gefährlicheren Situationen zu motivieren, sodass er sich letztlich auch in größere Kaufhäuser und Baumärkte begab und dort verschiedene Artikel in die Hand nahm und diese absichtlich unordentlich zurückstellte – ohne zu kontrollieren, ob die Artikel möglicherweise hinfallen und andere Käufer verletzen könnten.

Im weiteren Verlauf wurde Herr S. zunehmend mutiger und zeigte sich sehr glücklich über die großen Fortschritte. Es war ihm nun möglich, zunehmend schwierigere Situationen alleine aufzusuchen (z. B. Hauptstraßen, Kreuzungen, Parkplätze, an Kindergärten vorbeigehen, Weihnachtsmarkt, Hauptbahnhof, Straßenbahn und Zug fahren), ohne Kontrollverhaltensweisen auszuführen oder um Rückversicherung zu bitten.

Nachdem Herr S. im Selbstmanagement an einer Stabilisierung der Erfolge gearbeitet hatte, wurde eine zweite intensivtherapeutische Woche geplant und durchgeführt. In dieser ging es v. a. darum, Vermeidungs- und Sicherheitsverhaltensweisen während des Autofahrens abzubauen. Da Herr S. in Begleitung anderer Personen in der Lage war, ein Auto zu fahren, und er zudem auch eine ausreichende Fahrpraxis besaß, wurde kein Fahrlehrer hinzugezogen (insbesondere auch da dies einem Angsterleben und einer erwartungskonträren Erfahrung entgegengestanden hätte). Auch während dieser zweiten Intensivwoche wurde darauf geachtet, dass die Therapeutin schrittweise als Sicherheitssignal wegfiel, so schaute die Therapeutin während der Fahrten beispielsweise auf den Boden, setzte sich auf den Rücksitz, fuhr im eigenen Auto hinter dem Patienten her und war schließlich gar nicht mehr zugegen. Parallel hierzu wurden zunehmend schwierigere Strecken (im Stadtverkehr, an Schulen vorbei, durch Parkhäuser, über die Autobahn, unbekannte Strecken) gefahren. Um die Schwierigkeit weiter zu steigern, wurde die Tochter des Patienten schließlich als Beifahrerin hinzugezogen. Abschließend wurde besprochen, dass Herr S. künftig bei allen Familienfahrten am Steuer sitzen sollte und Frau und Tochter keinerlei Rückversicherung geben durften.

In den folgenden Wochen wurde das Erreichte weiter konsolidiert, indem Herr S. weiterhin zu regelmäßigen, sehr konkreten Expositionsübungen im Selbstmanagement angeregt wurde und die Erfahrungen während dieser Übungen in den Einzelsitzungen ausgewertet wurden. Unterstützt wurde dieser Prozess durch regelmäßigen E-Mail-Verkehr zwischen Patient und Therapeutin.

Im Rahmen der Therapie kam es zu einem sehr deutlichen Rückgang von Angsterleben und Vermeidungsverhalten, sodass die Kriterien einer Zwangsstörung zum Therapieende nicht mehr gegeben waren. Allerdings zeigten sich im Zuge der Reduktion der Symptomatik deutliche Veränderungen in der Partnerschaft und im familiären Gefüge, die zu einer temporären Destabilisierung des Patienten führten. Herr S. wurde mit der Besserung der Zwangsstörung zunehmend unzufriedener mit seiner Ehe- und Lebenssituation, sodass sich eine Paarberatung in einer anderen Einrichtung an die Konfrontationsbehandlung anschloss.

4.2 Interozeptive Exposition

4.2.1 Allgemeine Informationen

Konfrontation mit Körperempfindungen

Bei der interozeptiven Exposition konfrontieren sich Patienten mit Körperempfindungen, die starke Angst auslösen und/oder vermieden werden. Ziel der Exposition ist es, zu erleben, dass Körperempfindungen nicht gefährlich sind und dass entsprechende Empfindungen nicht über lange Zeiträume anhalten bzw. sich nicht ins „Unermessliche" aufschaukeln. Um Patienten diese Erfahrung zu ermöglichen, werden willkürlich solche Körperempfindungen ausgelöst, die bei dem Patienten Angst und Unbehagen hervorrufen. Wie bei der Exposition in vivo werden die Patienten hierbei systematisch den angstauslösenden Reizen ausgesetzt – allerdings handelt es sich eben nicht um externale Reize, sondern um internale Reize wie etwa Herzklopfen, Schwindel, Atemnot.

Interozeptive Expositionen werden vor allem in der Behandlung von Panikstörungen, spezifischen Phobien (z. B. Emetophobie) und Hypochondrie/Krankheitsangststörungen eingesetzt. Während interozeptive Expositionen in der Psychotherapie der Panikstörung den zentralen Behandlungsbaustein darstellen, stehen sie bei der Therapie der Hypochondrie gleichberechtigt neben anderen Behandlungsstrategien.

Primäre interozeptive Exposition

Sekundäre interozeptive Exposition

Abramowitz et al. (2012) unterscheiden die primäre interozeptive Exposition von der sekundären interozeptiven Exposition. Bei der *primären interozeptiven Exposition* werden mithilfe verschiedener Techniken im Therapieraum Symptome absichtlich provoziert, beispielsweise indem hyperventiliert oder durch einen Strohhalm geatmet wird (siehe unten). Bei der *sekundären interozeptiven Exposition* werden (alltägliche) Aktivitäten ausgeführt, welche Körpersymptome verursachen und deshalb in der Vergangenheit vermieden wurden. Manche Patienten vermeiden es beispielsweise, Kaffee zu trinken, in die Sauna zu gehen, Döner zu essen, hohe Plätze aufzusuchen, aus Angst vor potenziellen Körpersymptomen – genau diese Aktivitäten werden im Rahmen der sekundären interozeptiven Exposition nun ausgeführt. Wie bei der Exposition in vivo ist es bei der interozeptiven Exposition wichtig, dass jegliches Sicherheitsverhalten unterbunden wird.

4.2.2 Kontraindikation

Hyperventilationsübungen – und verschiedene andere im Folgenden beschriebene Übungen – sollten *nicht* (bzw. nur nach sorgfältiger Absprache mit einem behandelnden Arzt) durchgeführt werden, wenn neben der Angststörung eine Epilepsie, Asthma, Bluthochdruck oder eine Schwangerschaft besteht.

4.2.3 Entwicklung des Behandlungsrationals

Wie bei der Exposition in vivo muss dem Patienten auch bei der interozeptiven Exposition verdeutlicht werden, dass Vermeidungsverhalten zentral für die Aufrechterhaltung körperbezogener Ängste ist und diese stabilisiert. Unerwartete Körperempfindungen können aus den unterschiedlichsten Gründen auftreten, sie sind nur selten bedrohlich (v. a. dann nicht, wenn sie ärztlich abgeklärt wurden) und besitzen im Rahmen von Angsterleben vielfach eine evolutionäre Schutzfunktion (im Sinne einer Vorbereitung von Flucht oder Kampf). Werden entsprechende Körperempfindungen nun vermieden, so verschafft dies dem Patienten eine kurzfristige Angstreduktion, langfristig verstärkt sich jedoch die Angst, da der Patient nicht die Erfahrung macht, dass auch länger anhaltende Symptome ungefährlich und damit tolerierbar sind. Das Gedankenexperiment, welches zur Ableitung der In-vivo-Exposition vielfach genutzt wird (vgl. Kapitel 4.1.3.1), eignet sich häufig nur schlecht zur Ableitung der interozeptiven Exposition, da beispielsweise über Tage und Wochen anhaltende Atemnot oder Übelkeit in der Regel weniger mit ab- als mit zunehmender Bedrohlichkeit einhergeht.

Diagnostische Maßnahme

Alternativ können interozeptive Expositionen als diagnostische Maßnahme eingeführt werden, mit deren Hilfe überprüft werden soll, ob sich hierdurch ein Teil der beängstigenden Symptome reproduzieren lässt (Margraf & Schneider, 1989), oder es wird ein kognitives Testungsrational im Sinne eines Verhaltensexperimentes (Schneider & Margraf, 1998) genutzt:

Verhaltensexperiment

> Was, denken Sie, würde passieren, wenn Sie in Reaktion auf die Wahrnehmung eines kurzen Herzstolperns nicht gleich denken würden, dass das ein erstes Anzeichen einer Katastrophe ist? (...) Entscheidet also die Art und Weise, wie Sie körperliche Vorgänge bewerten, darüber, ob Sie vermehrte Angst erleben? Wie würde es Ihnen gehen, wenn Sie nicht länger denken würden, dass Sie in besonderer Weise gefährdet sind, einen Herzinfarkt zu bekommen? (...) Stellen Sie sich vor, wir wären Wissenschaftler und wollten herausfinden, ob ein beschleunigter Herzschlag einen

> Herzinfarkt vorhersagt, wie müssten wir vorgehen: Wie könnten wir prüfen, ob diese Vorhersage zutrifft? (...). Genau, wir müssten Herzrasen produzieren und beobachten, was passiert.

Schlussendlich kann natürlich auch einfach erklärt werden, dass gefürchtete Körperempfindungen unangenehm, aber ungefährlich sind, und dass dies durch fortgesetzte Konfrontation erfahren werden kann (Abramowitz et al., 2012):

Konfrontationsrational

> Im Rahmen der Diagnostik haben wir ja festgestellt, dass es immer wieder bestimmte Körperempfindungen sind, die Ihnen Angst machen bzw. zu einer weiteren Intensivierung von Angst beitragen. Aufgrund dessen versuchen Sie, so gut es geht entsprechende Körperempfindungen zu vermeiden oder schnellstmöglich zu beenden, wenn sie auftreten. Sie trinken beispielsweise keinen Kaffee, vermeiden stickige Besprechungsräume und überprüfen unmittelbar Ihren Puls, wenn Sie leichte Veränderungen des Herzschlags wahrnehmen. All diese Strategien helfen kurzfristig dabei, Ihre Angst in Schach zu halten. Langfristig können Sie auf diese Weise aber nicht die Erfahrung machen, ob bzw. dass diese Körperempfindungen normal und ungefährlich sind.
>
> In der Therapie geht es nun darum, Ihnen diese Erfahrung zu ermöglichen. Um die Angst abzuschwächen, werden wir Sie daher mit verschiedenen Körpersymptomen konfrontieren. Wenn Sie die Konfrontationen oft genug wiederholen, dann werden Sie feststellen, dass Sie diese aushalten können. Zudem werden Sie feststellen, dass die Körperempfindungen harmlos sind und Ihre Befürchtungen mit allergrößter Wahrscheinlichkeit nicht eintreten werden.

Wie bei der Exposition in vivo muss der Patient, nachdem das Behandlungsrational dargestellt sowie Fragen und Zweifel besprochen wurden, auch hier zu einer ganz eigenständigen Entscheidung kommen, ob er das besprochene Vorgehen nutzen möchte oder nicht.

4.2.4 Planung der Exposition

Gefürchtete Körpersensationen und Aktivitäten/Situationen, die wegen potenziell auftretender Körperempfindungen vermieden werden, sollten in einer Angsthierarchie zusammengefasst werden. Das Vorgehen hierbei entspricht dem der In-vivo-Exposition (vgl. Kapitel 4.1.4.1). Anders als bei der In-vivo-Exposition ist es bei der interozeptiven Exposition allerdings zunächst notwendig, herauszufinden, auf welche Weise sich gefürchtete Körpersymptome produzieren lassen.

Standardisierte Symptomprovokation

Abramowitz et al. (2012) empfehlen hierzu, mit allen Patienten eine Reihe von Symptomprovokationen anhand eines standardisierten Protokolls nacheinander durchzuführen. Ausgewählt werden im Anschluss nur solche Übungen, die deutliche Angst bzw. relevante Körperempfindungen hervorgerufen haben.

Im Einzelnen werden die Patienten in dieser Diagnostikphase angehalten, (1) ihren Kopf für 30 Sekunden zu schütteln, (2) den Kopf für 30 Sekunden zwischen die Knie zu stecken und dann schnell aufzurichten, (3) für eine Minute auf der Stelle zu rennen, (4) die Luft für 30 Sekunden anzuhalten, (5) zehnmal in Folge rasch zu schlucken, (6) sich für 30 Sekunden auf der Stelle zu drehen, (7) eine Minute lang Sit-ups zu machen, (8) eine Minute lang durch einen Strohhalm zu atmen und (8) eine Minute lang zu hyperventilieren (siehe unten).

Die einzelnen Übungen werden rasch hintereinander durchgeführt. Die Therapeutin macht dabei alle Übungen einmal vor und führt sie dann noch mal gemeinsam mit dem Patienten aus. Der Patient wird aufgefordert, alle auftretenden Symptome zuzulassen und keinerlei Sicherheitsverhaltensweisen einzusetzen. Im Anschluss an jede Übung erfasst die Therapeutin, welche Körperempfindungen aufgetreten sind, wieviel Angst der Patient erlebt hat und inwieweit die produzierten Symptome mit den im Alltag gefürchteten Symptomen vergleichbar sind. Am besten werden die jeweiligen Angaben in einem Protokollbogen verzeichnet (vgl. Abbildung 6). Nach der Durchführung aller Übungen erfolgt eine Nachbesprechung, in der die Übungen für die Angsthierarchie und die weiteren Konfrontationen ausgewählt werden.

Auswahl interozeptiver Expositionsübungen

Antony und Kollegen (2006) konnten zeigen, dass von 13 verschiedenen Symptomprovokationen insbesondere die Übungen „Atmen durch einen Strohhalm“, „Hyperventilation“, „Drehen“, „den Atem anhalten“ und einen „Holzspatel auf die Zunge drücken“ bei Panikpatienten Angst auslösen. „Atmen durch einen Strohhalm“ produzierte zudem die meisten und stärksten Symptome und löste – als einzige Übung – auch bei gesunden Kontrollprobanden Angst aus. 83 % der Panikpatienten reagierten auf mindestens eine der Übungen mit Angst.

In einer Untersuchung von Westphal et al. (2015) an einer sehr großen Stichprobe von Panikpatienten erwiesen sich die Übungen „Atmen durch einen Strohhalm“ und „Hyperventilation“ gleichermaßen als diejenigen, durch die am meisten Angst hervorgerufen wurde. Die stärksten Symptome ergaben sich bei den Übungen „Drehen“, „Laufen“, „Atmen durch einen Strohhalm“ und „Hyperventilation“.

Übung	Angst-intensität 0 bis 10	Körperliche Symptome	Ähnlichkeit zu Angst-situation 0 bis 10
Kopf zwischen die Beine, dann schnell aufrichten (30 s)			
Auf der Stelle rennen (60 s)			
Luft anhalten (30 s)			
Schnell schlucken (10×)			
Auf der Stelle drehen (30 s)			
Sit-ups machen (60 s)			
Durch einen Strohhalm atmen (60 s)			
Hyperventilieren (60 s)			

Abbildung 6: Symptomprovokationsprotokoll

Maßgeschneiderte Symptomprovokation

Das soeben beschriebene standardisierte Vorgehen eignet sich sehr gut für die Behandlung von Panikpatienten. Da im Rahmen anderer körperbezogener Ängste wie beispielsweise der Emetophobie oder der Hypochondrie eine größere Heterogenität gefürchteter Angstsymptome besteht, sollten hier besser „maßgeschneiderte“ Symptomprovokationen durchgeführt werden. Zudem muss die Angsthierarchie noch durch sekundäre interozeptive Expositionen (siehe oben) ergänzt werden. Gleiches gilt natürlich auch für die Behandlung von Panikpatienten, bei denen keine der Standardübungen panikähnliche Symptome bzw. Angst hervorgerufen hat.

Materialien

Für die primären interozeptiven Expositionsübungen müssen Therapeuten verschiedene Materialien bereithalten, wie z.B. eine Stoppuhr, Strohhalme mit variierender Länge und variierendem Durchmesser, Schwindelbilder und/ oder einen Drehstuhl. Im Hinblick auf die sekundäre interozeptive Exposition müssen ggf. bestimmte Getränke oder Lebensmittel bereitgehalten werden oder es müssen Videoausschnitte, beispielsweise „Brechvideos", zur Provokation von Übelkeit zusammengestellt werden. Die genaue Vorbereitung richtet sich nach den vorab vereinbarten Übungen.

4.2.5 Durchführung der Exposition

Im Vorfeld der Exposition sollten die Patienten einschätzen, wie hoch ihre gegenwärtige Angst, d.h. die Erwartungsangst, ist und welchen Angstverlauf sie für die anstehende Übung erwarten. Zudem sollten vorab immer noch mal die konkreten Befürchtungen erfragt werden, die mit einer spezifischen Körperempfindung bzw. Symptomprovokation assoziiert ist. Die einzelnen Übungen zur primären interozeptiven Exposition sollten sodann mehrfach nacheinander wiederholt werden; unterbrochen nur von kurzen Einschätzungen der aktuellen Angstintensität und einer Einschätzung, für wie wahrscheinlich das Eintreten von Befürchtung aktuell gehalten wird *(Wie hoch schätzen Sie jetzt gerade die Wahrscheinlichkeit ein, dass Ihre Befürchtung ... eintritt?)*. Die Therapeutinnen können die einzelnen Übungen mit konstanter Dauer durchführen lassen oder versuchen, die Übungen mit jedem Mal etwas länger ausführen zu lassen: Eine längere Durchführung der Übung und eine geringere Angstausprägung dokumentieren Fortschritte der Patienten in der Bewältigung ihrer Angst. Eine Veränderung der Symptomintensität macht sich oftmals auch bemerkbar – sie ist aber nicht zwingend für den Erfolg der Methode. Entscheidend ist v.a., dass auftretende Symptome weniger Angst auslösen!

Übungsdurchführung

Das Vorgehen bei der sekundären interozeptiven Exposition gleicht vielfach dem bei Expositionen in vivo (vgl. Kapitel 4.1), mit dem Unterschied, dass nicht konkrete Situationen, sondern Körperempfindungen, die in diesen Situationen auftreten können, gefürchtet werden. Grundsätzlich ist bei der primären und sekundären interozeptiven Exposition darauf zu achten, dass gefürchtete Körpersensationen tatsächlich auftreten und die Übungen nicht unmittelbar zu dem Zeitpunkt beendet werden, zu dem sich gefürchtete Körpersymptome bemerkbar machen. Zudem müssen potenzielle Sicherheits- und Vermeidungsverhaltensweisen sorgfältig überwacht werden (vgl. Kapitel 3.4).

4.2.5.1 Hyperventilation

Da durch Hyperventilationsübungen sehr viele Symptome hergestellt werden können, bietet es sich an, diese nahezu standardmäßig zur Symptomprovokation zu nutzen. Geeignet ist die Methode insbesondere, um Empfindungen wie Schwindel, Schwächegefühle, Herzrasen, Atemnot und Depersonalisationserleben zu provozieren (Antony et al., 2006; Westphal et al., 2015). Ein einheitliches Vorgehen zur Gestaltung von Hyperventilationsübungen gibt es nicht, vielmehr nutzen unterschiedliche Praktiker und Forscher sehr stark variierende Vorgehensweisen. In der klinischen Praxis hat sich das folgende Vorgehen bewährt:

Eine bis drei Minuten schnell und tief einatmen

Die Therapeutin bittet den Patienten, sich entweder hinzustellen oder eine aufrechte Sitzposition einzunehmen und für eine bis drei Minuten schnell und tief über die Brust zu atmen – es sollten dabei in etwa 45 bis 60 Atemzüge pro Minute gemacht werden. Damit der Patient die Brustatmung von der Bauchatmung besser unterscheiden kann, legt er seine Hände auf Brustkasten und unteren Bauch. Zu Beginn demonstriert die Therapeutin, was der Patient zu tun hat, und macht die ersten Atemzüge mit. Wenn der Patient begonnen hat, zu hyperventilieren, verstärkt die Therapeutin ihn *(Gut! Das ist genau richtig so!)* oder fordert ihn auf, die Atmung zu verstärken *(Das ist gut so, können Sie noch etwas schneller/tiefer atmen?)*. Nachdem die Hyperventilation beendet wurde, wird der Patient aufgefordert, seine Aufmerksamkeit für ca. eine Minute nach innen zu lenken und wahrzunehmen, was in seinem Körper geschieht. Außerdem soll er seine momentane Angst (auf einer Skala von 0 bis 10) und die Wahrscheinlichkeit, dass seine Befürchtungen wahr werden (auf einer Skala von 0 bis 100 %) einschätzen. Im Anschluss wird die Übung unmittelbar wiederholt. Deacon et al. (2013) empfehlen, die Übung so lange zu wiederholen, bis der Patient nicht mehr davon überzeugt ist, dass seine Befürchtungen noch wahr werden (siehe Kasten).

Intensive Hyperventilation

Deacon und Kollegen (2013) verglichen in einer Untersuchung ängstlicher Studierender drei verschiedene Arten der Umsetzung einer Hyperventilationsexposition mit einer Kontrollbehandlung. Die 120 Teilnehmer wurden den vier Bedingungen zufällig zugeteilt. In der *Standard-Exposition* wurden die Probanden angehalten, dreimal nacheinander für jeweils eine Minute zu hyperventilieren. Zwischen den einzelnen Durchgängen wurde eine Atmungsentspannung durchgeführt und die Probanden durften so lange pausieren, bis die ausgelösten Symptome wieder abgeklungen waren. In der *Basis-Exposition* wurden die Probanden auch angehalten, dreimal nacheinander für jeweils eine Minute zu hyperventilieren. Die Pause zwischen den Übungen war allerdings auf 15 Sekunden beschränkt und es durfte keine Atmungsentspannung durchgeführt werden. In der *Intensiv-Exposition* wurden die Patienten angehalten, die Hyperventilationsübungen so lange zu wiederholen, bis sie zu 95 % überzeugt waren, dass ihre – vorab erfasste – Befürchtung bezüglich der Auswirkung der Hyperventilation nicht eintreten würde. Es mussten hierzu mindestens acht Hyperventilationsdurchgänge à einer Minute durchgeführt werden. In der *Kontrollbedingung* mussten die Probanden über eine schwierige Lebenssituation schreiben.

Es zeigte sich, dass die Intensiv-Exposition mit den stärksten Therapieeffekten einherging, Befürchtungen am wirksamsten widerlegte und in den seltensten Fällen mit einer Angstsensitivierung einherging: Während es bei 63 % der Probanden in der Standard-Exposition zu einer Verschlechterung in mindestens einem Outcomemaß kam, passierte dies bei 60 % der Probanden in der Basis-Exposition, aber nur bei 10 % der Probanden in der Intensiv-Exposition. Die Behandlungsakzeptanz unterschied sich hingegen nicht zwischen den verschiedenen Bedingungen – und dies, obwohl die Intensiv-Exposition als am unangenehmsten bewertet wurde. Entsprechend empfiehlt sich auch bei der interozeptiven Exposition ein sehr intensives Vorgehen.

Im Anschluss an die Übung sollten die Therapeutinnen die Patienten dafür loben, dass sie sich auf die Übung eingelassen haben. Wenn keine Angst bei der Übung aufgekommen sein sollte, obwohl zentrale Symptome provoziert worden sind, sollte die gleiche Übung unter verschärften Kontextbedingungen (z. B. prolongierte Hyperventilation, Patient hyperventiliert alleine in einem Raum, Patient steht beim Hyperventilieren auf einem Bein, Patient hyperventiliert in einem Fahrstuhl etc.) durchgeführt werden.

Atmungstetanie

In seltenen Fällen kann es im Rahmen der Hyperventilation zu Verkrampfungen der Hände („Pfötchenstellung") und Lippen („Karpfenmaul") kommen. Diese Symptome sind nicht gefährlich! Therapeuten sollten sich neben die Patienten setzen und sehr deutlich sagen, dass Ihnen nichts passieren wird. Zudem werden die Patienten angeleitet, mit dem Therapeuten langsam (aber nicht zu tief) ein- und auszuatmen. Das Atmen in eine Tüte ist nicht nur nicht notwendig, sondern birgt vielmehr die Gefahr in sich, dass durch das Einatmen einer hohen CO_2-Konzentration ebenfalls Paniksymptome ausgelöst werden.

Symptome sind ungefährlich

4.2.5.2 Weitere Übungen zur primären interozeptiven Exposition

Neben der Hyperventilation gibt es eine Vielzahl anderer Möglichkeiten, um gefürchtete Symptome zu produzieren (vgl. Tabelle 2).

Tabelle 2: Möglichkeiten der Symptomprovokation

Symptom/Befürchtung	Übung
Herzrasen, Herzklopfen	Laufen, Sit-ups machen, auf der Stelle rennen, Treppensteigen, Kniebeugen, Energydrink/Kaffee trinken
Schmerzen oder Stiche in der Brust	„Aufgesetzte Hyperventilation" – hierbei werden Patienten aufgefordert, ihre Lunge vollständig mit Luft zu füllen und sodann normal ein- und auszuatmen: also mit vollen Lungen einzuatmen und beim Ausatmen die Lunge nur etwas zu leeren
Schwindel, Benommenheit	Kopf für 30 Sekunden schnell von links nach rechts bewegen, Kopf für 30 Sekunden zwischen die Beine legen und dann rasch nach oben heben, auf einem Drehstuhl drehen, Schwindelbilder betrachten, Hyperventilation
Schwitzen	Laufen, Sit-ups machen, auf der Stelle rennen, Treppensteigen, Kniebeugen, warm anziehen und körperlich betätigen, scharfe Speisen essen
Kribbelgefühle in Körperteilen	Körperteil eiskalt abduschen, abtrocknen, 3 Minuten warten
Atemlosigkeit, Atemnot	Hyperventilation, atmen durch einen engen und/oder langen Strohhalm (dabei die Nase zuhalten), Kleidungsstücke eng um den Hals legen, Atem anhalten
Visuelle Effekte wie Farbensehen, Schattensehen, Flimmern	Schwindelbilder betrachten, fluoreszierende Lichter betrachten, Videos zum Flashed Faces Distortion Effect betrachten (siehe hierzu Tangen et al., 2011)
Übelkeit, Erbrechen	Auf einem Drehstuhl drehen, Schaukeln, Holzspatel auf die Zunge drücken, viel essen und dann auf der Stelle laufen, (stinkende) Gerüche verwenden (z. B. Buttersäure), fettige oder abgelaufene Lebensmittel verzehren, in einem sich bewegenden Fahrzeug lesen
Derealisation, Depersonalisation	Hyperventilation, Schwindelbilder betrachten, in einem Raum mit Stroboskoplicht stehen (ohne in die Lichtquelle zu schauen), Reizdeprivation (z. B. mit verbundenen Augen in einem dunklen Raum stehen und geräuschdichte Kopfhörer tragen), sich selbst im Spiegel anstarren, einen Punkt an der Wand anstarren, für 30 Sekunden in eine Lichtquelle starren und dann 30 Sekunden in einer Zeitung lesen, eine 3D-Brille tragen

Kombinierte Anwendung

Die hier vorgestellten Möglichkeiten der Symptomprovokation können – in Abhängigkeit von der individuellen Symptomatik – auch miteinander kombiniert angewandt werden. Außerdem sollte versucht werden, die Übungen in den weiteren Sitzungen zunehmend schwieriger zu gestalten. Dazu kann versucht werden, die Übungen realistischer an die Situation während einer natürlichen Angstsituation anzupassen, z. B. kann der Patient gebeten werden, die Übung alleine im Therapieraum oder außerhalb des Gebäudes im Freien auszuführen. Schließlich sollten interozeptive Expositionen mit In-vivo-Expositionen kombiniert dargeboten werden (vgl. Kapitel 4.1.5.1).

Die Übungen, die Angst ausgelöst haben, sollten täglich mit größtmöglicher Intensität zu Hause wiederholt werden, um eine Gewöhnung herbeizuführen. Grundsätzlich geht es wie bei der In-vivo-Exposition darum, dass die Übungen mehr und mehr in Eigenregie durchgeführt werden (vgl. Kapitel 4.1.5.2) und dass Pläne für die Rückfallprävention gemacht werden (vgl. Kapitel 4.1.5.3).

4.2.6 Besonderheiten und Umgang mit Schwierigkeiten

Einer erfolgreichen interozeptiven Exposition können verschiedene Probleme auf Patienten- und Therapeutenseite gegenüberstehen. Auf einzelne dieser Punkte wird im Folgenden eingegangen.

4.2.6.1 Patientenvorbehalte

Starkes Angsterleben kann dazu führen, dass Patienten die Übungen nur sehr zaghaft mitmachen bzw. vorzeitig abbrechen. In einem solchen Fall kann ein graduiertes Vorgehen gewählt werden, bei dem der Patient die Übungen beispielsweise zunächst kürzer oder im Sitzen durchführt, bevor sie dann zunehmend länger bzw. im Stehen durchgeführt werden. Grundsätzlich sollte die Therapeutin aber auch deutlich machen, dass es um das Erleben von Angst geht und dass es toll ist, dass bereits eine Übung identifiziert wurde, die geeignet ist, relevante Symptome und Angst zu provozieren. Falls keine der Übungen relevante Symptome hervorruft, müssen sich Therapeutin und Patient in einem kollaborativen Prozess gemeinsam auf die Suche nach Möglichkeiten machen, das Symptom zu erzeugen. Der Kreativität sind dabei keine Grenzen gesetzt! In Fällen, in denen Symptome zwar erzeugt werden können, aber keine Angst auslösen, muss exploriert werden, ob die Anwesenheit der Therapeutin ein Sicherheitssignal darstellt. Die weiteren Übungen sollten dann ohne die Therapeutin stattfinden oder unmittelbar in angstbesetzten Situationen außerhalb des Therapieraumes ausgeführt werden.

4.2.6.2 Therapeutinnenvorbehalte

Therapeutinnen stehen der interozeptiven Exposition vielfach skeptisch gegenüber. So gaben in einer aktuellen Studie beispielsweise 15 bis 25 % der befragten Therapeutinnen an, dass es durch die interozeptive Exposition zu einer Symptomverschlimmerung, einer Ohnmacht oder einer emotionalen Dekompensation kommen könnte (Deacon, Lickel, Farrell, Kemp & Hipol, 2013). Tatsächlich werden jedoch nur äußerst selten negative Konsequenzen berichtet. So berichteten die befragten Therapeutinnen in der gleichen Studie, dass von 6545 mit interozeptiver Exposition behandelten Patienten gerade einmal 100 (1.5 %) negative Erfahrungen machten: 89 Personen (1.4 %) brachen die Behandlung aufgrund der interozeptiven Exposition ab, 7 (0.1 %) mussten sich übergeben, und jeweils 2 (0.03 %) wurden ohnmächtig oder erlitten einen Krampfanfall. Kein Patient erlitt einen Herzinfarkt oder einen Schlaganfall, keiner wurde psychotisch, keiner starb und keiner verklagte die Therapeutin. Die Zahlen verweisen sehr deutlich darauf, dass die interozeptive Exposition mit keiner untolerierbaren Gefahr assoziiert ist.

Negative Auswirkungen extrem selten

Fallbeispiel: Frau H.

Frau H., eine 22-jährige Studentin, berichtet zu Beginn der ambulanten psychotherapeutischen Behandlung, dass sie seit 10 Jahren unter der Angst leide, sich erbrechen zu müssen oder zu erleben, wie jemand anderes sich erbricht. Infolge dieser Angst vermeide sie es, Auto und U-Bahn zu fahren. Zudem könne sie nur unter intensivem Angsterleben TV-Serien schauen, in denen jemand erbrechen könnte. Die Angst, sich mit einem Magen-Darm-Virus anzustecken, sei so groß, dass es ihr äußerst schwerfalle, zum Arzt zu gehen und sich in Menschenmengen aufzuhalten. Sie könne außerdem nur bei sich in der Wohnung essen, da sie große Sorge habe, eine Lebensmittelvergiftung zu erleiden. Sie berichtet, aus Angst vor dem Erbrechen keinen Alkohol zu trinken und alkoholisierte Menschen zu meiden. Berichte jemand davon, erbrochen zu haben, erlebe sie massive Angst. Die Angst, sich übergeben zu müssen, bestimme nicht zuletzt aufgrund des kürzlich begonnenen Studiums ihren gesamten Alltag, sie müsse immerzu an ihre Angst denken und könne kein „freies“ Leben mehr führen.

Auf Grundlage des Erstgespräches und des Ergebnisses des *Diagnostischen Interviews bei psychischen Störungen* (DIPS) wird die Diagnose einer Spezifischen Phobie, anderer Typus: Emetophobie (DSM-IV: 300.29, ICD-10: F40.2) gestellt.

Die ersten Therapiesitzungen dienten der Exploration der Symptomatik, der anamnestischen Erhebung und dem Aufbau einer tragfähigen therapeutischen Beziehung. Anhand des Gedankenexperimentes wurde das Konfrontationsrational abgeleitet. Es folgte die gemeinsame Erarbeitung einer Angsthierarchie. Hierbei zeigte sich, dass Frau H. nur Situationen nennen konnte, die entweder keine oder eine sehr deutliche Angst auslösen (≥70 auf einer Angstskala von 0 bis 100). Eigenes Erbrechen und/oder Erbrechen stellte die Maximalsituation (100) dar. Filmische Darstellungen, Orte, an denen die Gefahr einer Ansteckung oder von Übelkeitserleben gegeben wären, und auswärtiges Essen rangierten unmittelbar unter dieser Maximalsituation (80 bis 90). Die genannten Angstsituationen legten ein Vorgehen mithilfe sekundärer interozeptiver Expositionen nahe.

Im Sinne eines graduierten Vorgehens erfolgt die erste Konfrontation mit Videoaufnahmen von Menschen, die sich erbrachen. Die verwendeten Videosequenzen wurden von der behandelnden Therapeutin auf der Internetplattform „Youtube" heruntergeladen. Die Befürchtung der Patientin war, dass es ihr aufgrund der Videos selbst so schlecht werden könnte, dass sie erbrechen müsste. Nachdem die Patientin auf die erste Videosequenz mit maximaler Angst und ausgeprägter Symptomatik reagierte, habituierte sie in den folgenden Sitzungen innerhalb weniger Minuten. Schließlich konnte sie zufällig gewählte, unbekannte Videos ohne Angstreaktion anschauen. Frau H. wurde gebeten, sich zwischen den Therapiesitzungen ebenfalls mit Videos zu konfrontieren. Dies fiel der Patientin zunächst schwer, wurde aber im gesamten Therapieverlauf aufrechterhalten, sodass sie sich auch allein zu Hause zügig an die Videos habituierte.

Es folgten Konfrontationen, in denen Frau H. als Beifahrerin im Auto auf der Autobahn mitfuhr. Das Vorgehen wurde sukzessive so weit gesteigert, dass die Patientin während der Fahrt aß und trank sowie gleichzeitig auf einem mitgeführten Smartphone die beschriebenen Videos schaute. In einer weiteren Konfrontation aß die Patientin einen Döner und schaute anschließend gemeinsam mit der Therapeutin Videos über Gammelfleisch und Videos, in denen Menschen erbrachen. Zwischen den Therapiesitzungen konfrontierte sich Frau H. regelmäßig, indem sie gemeinsam mit ihren Eltern in verschiedenen unbekannten Imbissbuden Essen bestellte und öfter als Beifahrerin über die Autobahn fuhr.

Abschließend fanden weitere Konfrontationen im Krankenhaus statt. Während der Konfrontation wurde die Patientin gebeten, das Treppengeländer, Türklinken und Aufzugsknöpfe zu berühren und sich anschließend am Körper und im Gesicht zu berühren. Schließlich suchte die Patientin eine Toilette auf, fasste die Klotüren und das Waschbecken an und aß anschließend in der Krankenhauscafeteria einen Schokoriegel, ohne sich vorher die Hände desinfiziert zu haben.

Für die Patientin war es wichtig, dass es im Laufe der Therapie zu einer tatsächlichen Exposition mit Erbrochenem gekommen ist. So musste sie einmal in der U-Bahn über Erbrochenes steigen. Hierbei stellte sich keine starke Angstreaktion mehr ein.

Zu Therapieende und in der Sechs-Monats-Katamneseuntersuchung erfüllte die Patientin die Kriterien einer spezifischen Phobie nicht mehr. In ihrer alltäglichen Lebensführung war die Patientin in keinster Weise mehr beeinträchtigt.

4.3 Exposition in sensu

Bei der imaginativen Exposition oder der Exposition in sensu konfrontieren sich die Patienten mit intrusiven Gedanken, Vorstellungsbildern, Erinnerungen an traumatische Erlebnisse oder Impulsen. Ziel der In-sensu-Konfrontation ist es, dass die Patienten die Erfahrung machen, dass sie selbst schlimmste Vorstellungen tolerieren können (und es nicht zum Eintreten einer Katastrophe kommt). Zumeist wird durch die elaborierte gedankliche Konfrontation zudem eine verbesserte emotionale Verarbeitung angestrebt.

Primäre imaginative Exposition

Abramowitz et al. (2012) unterscheiden zwischen primären, sekundären und vorbereitenden imaginativen Expositionen. Bei der *primären imaginativen Exposition* findet eine direkte Konfrontation mit ängstigenden Gedanken, Erinnerungen, Zweifeln oder Vorstellungen statt. Hierunter fällt beispielsweise die Sorgenkonfrontation bei exzessivem Sorgen (Becker & Margraf, 2016) oder das imaginative Wiedererleben nach traumatischen Erlebnissen (Ehlers, 1999). Zudem zählt hierzu die Konfrontation mit belastenden oder beschämenden Zwangsgedanken. Vielfach werden die belastenden Vorstellungen in einem schriftlichen Narrativ festgehalten. Alternativ können die Vorstellungen auch aufgenommen werden und die Konfrontation mithilfe eines Endlosbandes gestaltet werden.

Sekundäre imaginative Exposition

Bei der *sekundären imaginativen Exposition* verbalisieren die Patienten Angstgedanken während einer In-vivo- oder einer interozeptiven Exposition (z. B. „Das Gebäude ist sehr hoch und ich werde gleich hinunterstürzen", „Wenn ich diesen Döner esse, dann werde ich erbrechen müssen", „Ich bin alleine im Wald und niemand wird mir helfen können, wenn es zum Herzinfarkt kommt"). Es handelt sich also um ein Augmentationsverfahren, welches hinzugezogen werden kann, um Angst in einer bestimmten Situation weiter zu steigern.

Vorbereitende imaginative Exposition

Die *vorbereitende imaginative Exposition* wird – im Sinne einer Graduierungsstufe – genutzt, wenn die Patienten sich eine In-vivo-Exposition nicht unmittelbar zutrauen. In diesem Fall kann über eine vorgestellte Konfrontation mit dem jeweiligen Angststimulus eine erste Annäherung erfolgen.

Abweichend von der bisherigen Struktur der Kapitel sollen im Folgenden zwei imaginative Expositionsverfahren getrennt dargestellt werden: Zum einen die Sorgenexposition und zum anderen das imaginative Nacherleben.

4.3.1 Sorgenkonfrontation bei exzessiven Sorgen

Sorgendefinition

Bei der Sorgenexposition werden Patienten mit ihren Sorgen konfrontiert. Borkovec et al. (1983, S. 10) definieren Sorgen als „eine Kette von Gedanken und Vorstellungen, die mit negativem Affekt einhergehen und als unkontrollierbar erlebt werden". Der Sorgenprozess repräsentiert den Autoren zufolge den Versuch einer mentalen Problemlösung, deren Ausgang unsicher ist, aber die Möglichkeit eines negativen Ausgangs beinhaltet.

Ziel einer Sorgenkonfrontation ist es, den permanenten Sorgenstrom zu durchbrechen. Hierzu wird der Patient angeleitet, den katastrophalen Ausgang einer Sorge imaginativ – und unter Einbezug aller Sinnesmodalitäten – zu durchleben.

Aufrechterhaltung exzessiven Sorgens

Die Sorgenkonfrontation lässt sich durch verschiedene Mechanismen begründen, die die Aufrechterhaltung anhaltenden Sorgens bedingen. Von zentraler Bedeutung ist die Feststellung, dass Sorgen anscheinend helfen, starke autonome Erregung zu begrenzen. So ist der Sorgenzustand – anders als andere Angstzustände – nicht mit einer erhöhten sympathischen Aktivierung assoziiert. Vermittelt wird der erregungsmodulierende Effekt von Sorgen vermutlich dadurch, dass im Sorgenzustand verbale Inhalte gegenüber bildhaften Vorstellungen dominieren. Abstrakte, rein sprachliche Inhalte sind aber weniger eng mit physiologischer Erregung verbunden als Vorstellungsaktivität: Das Wort Spinne zu lesen, aktiviert Personen mit entsprechenden Ängsten beispielsweise weniger, als das Bild einer Spinne zu sehen. Es wird vor diesem Hintergrund vermutet, dass der Sorgenprozess der Vermeidung physiologischer Erregung dient.

Vermeidungsfunktion des Sich-Sorgens

Unter Bezug auf das Furchtstrukturmodell von Foa und Kozak (1986; vgl. Kapitel 2.3) trägt die vornehmlich abstrakt-verbale Sorgentätigkeit zudem dazu bei, dass nur die kognitiven Teile der Furchtstruktur aktiviert werden, nicht aber die gesamte Furchtstruktur. Aufgrund dessen kommt es nicht zur Habituation bzw. emotionalen Verarbeitung, sodass die betreffenden Inhalte immer wieder ins Bewusstsein kommen und der Sorgenprozess als unkontrollierbar erlebt wird. Zur Kontrolle des Sorgenprozesses werden nun vielfach Strategien eingesetzt, die wiederum zu einer Aufrechterhaltung des Sorgenprozesses beitragen (Becker & Margraf, 2016):

Aufrechterhaltende Mechanismen

- *Gedankenunterdrückung:* Der Versuch, einen Gedanken nicht zu denken oder zu stoppen, erhöht dessen Auftretenswahrscheinlichkeit.
- *Ablenkung oder kognitive Vermeidung* tragen kurzfristig zu einem Rückgang von Sorgen bei. Sobald die Konzentration nachlässt, treten die Sorgen und die damit verbundenen Ängste jedoch wieder auf.
- *Vermeidung von Situationen:* Offenes Vermeidungsverhalten verhindert die Überprüfung, ob die gefürchteten Konsequenzen überhaupt eintreten, sodass die Sorgen weiter bestehen bleiben.
- *Rückversicherungsverhalten:* Rückversicherungsverhalten, also die aktive Suche nach Bestätigung, dass ein gefürchtetes Ereignis nicht eingetroffen ist bzw. eintreffen wird, wirkt kurzfristig erleichternd. Langfristig verlieren die Betroffenen aber zunehmend Vertrauen in die eigene Beurteilungsgüte, sodass sich Sorgen weiter verstärken.

Neben diesen potenziell bewussten Strategien ist auch das typische Springen von einer Sorge („Sorgenketten") zur anderen geeignet, eine emotionale Verarbeitung zu verhindern.

Im Rahmen der Sorgenkonfrontation geht es nun darum, die verschiedenen aufrechterhaltenden Mechanismen zu durchbrechen: Statt in Sorgenketten zu denken, wird eine Sorge herausgegriffen. Zudem wird die Sorge detailliert und in konkreten Vorstellungsbildern zu Ende gedacht. Auf diese Weise soll eine intensive emotionale Verarbeitung von Sorgen ermöglicht werden.

Indikation

Die Sorgenkonfrontation wird v.a. in der Behandlung der generalisierten Angststörung eingesetzt und ist insbesondere dann geeignet, wenn exzessive Sorgen im Vordergrund des klinischen Bildes stehen. Sie sollte nicht im Kontext psychotischer Störungen und schwerer depressiver Zustände eingesetzt werden. Bei somatischen Komorbiditäten oder Schwangerschaft sollte die Indikation für eine Sorgenkonfrontation gemeinsam mit einem Arzt geprüft werden.

Herleitung des Behandlungsrationals

Eine gründliche Herleitung des Therapiekonzeptes ist bei der Sorgenexposition von besonderer Bedeutung. Die Ableitung des Rationals kann auch hier mittels der in Kapitel 4.1.3.1 beschrieben Schritte erfolgen (Becker & Margraf, 2016).

(a) Aufzeichnen von Sorgenverlaufskurven. Einen guten Ausgangspunkt, die Aufrechterhaltungsmechanismen exzessiven Sorgens zu verdeutlichen, sind Angst- bzw. Sorgenkurven, bei denen der Sorgenverlauf über einen Tag aufgezeichnet wird:

Lassen Sie uns einmal einen typischen Tag der vergangenen Woche herausgreifen und schauen, wie sich das Sich-Sorgen im Verlauf des Tages darstellt.

Analysiert werden die Wendepunkte im Sorgenverlauf; es geht also um die Klärung der folgenden beiden Fragen:

1. *Wann werden Ängste und Sorgen geringer?* Hier ist an Ablenkung, kognitive Vermeidung oder Rückversicherungsverhalten zu denken.
2. *Wann werden Ängste und Sorgen stärker bzw. treten erneut auf?* Hier ist davon auszugehen, dass Sorgen nicht zu Ende gedacht wurden, und daher leicht (re-)aktivierbar sind.

Im Rahmen der Besprechung sollte deutlich werden, dass Vermeidung, Ablenkung, Rückversicherung und Gedankenunterdrückung zu einem kurzfristigen Rückgang von Ängsten führen, gleichzeitig aber zu deren langfristiger Aufrechterhaltung beitragen:

Was also deutlich wird, ist, dass Strategien wie Ablenkung, andere um Rückversicherung zu bitten, unangenehme Gedanken zu unterdrücken dabei helfen, den Sorgenprozess kurzfristig zu unterbrechen, sodass Sie auch weniger Angst erleben. Schätzen Sie doch bitte mal auf einer Skala von 0 bis 10 ein, als wie hilfreich Ihnen das Gedankenunterdrücken, Ablenken, Rückversichern etc. kurzfristig erscheint? (...) Und wie sehr haben Ihnen die Strategien bisher langfristig geholfen, aus dem Sich-Sorgen herauszukommen bzw. sich weniger Sorgen zu machen? Schätzen Sie dies bitte auch auf einer Skala von 0 bis 10 ein. (...). Es lässt sich also festhalten, dass die Strategien kurzfristig hilfreich sind, sie aber keinen längerfristigen Nutzen haben. Richtig?

An dieser Stelle lässt sich mithilfe des bekannten Gedankenunterdrückungsexperimentes verdeutlichen, dass der Versuch, Gedanken zu unterdrücken, dazu führt, dass ebendiese Gedanken einem besonders präsent sind.

Gedankenunterdrückungsexperiment

Die Patienten werden aufgefordert zunächst sehr intensiv an einen weißen Bären zu denken und dann, für eine Minute *nicht* an diesen weißen Bären zu denken.

Für die nächste Minute ist es Ihre Aufgabe, nicht *an einen weißen Bären zu denken. An alles andere dürfen Sie natürlich denken – nur an einen weißen Bären dürfen Sie auf gar keinen Fall denken! Es ist ganz wichtig, dass Sie nicht an den weißen Bären denken! Wenn Sie doch an einen weißen Bären denken, machen Sie bitte einen Strich in eine Strichliste. Die Minute beginnt jetzt ...*

In der Nachbesprechung wird deutlich werden, dass es den Patienten zumeist nicht gelungen ist, nicht an einen weißen Bären zu denken. Entsprechend wird das folgende Fazit gezogen:

Das heißt, wenn wir versuchen, absichtlich nicht an bestimmte Dinge zu denken (z.B. an einen weißen Bären), werden wir gerade diesen Gedanken häufiger denken. Dies ist ein normaler Prozess und es geht jedem so, der versucht, Gedanken zu unterdrücken. Und wenn dies schon bei neutralen Dingen wie weißen Bären geschieht, ist klar, dass dies erst recht für Dinge gilt, die uns alles andere als kalt lassen. „Ich darf nicht an den Tod meines Mannes denken", wird also nicht funktionieren. Sie können sich das so vorstellen, als stünde Ihrer Aufmerksamkeit nur ein Speicherplatz zur Verfügung: Wenn in diesem Speicherplatz „nicht weißer Bär" *oder „nicht* Ehemann" *steht, ist der Bär oder der Mann eben doch anwesend.*

(b) Gedankenexperiment. Sodann lässt sich – wie bei den anderen Angststörungen auch – mithilfe eines Gedankenexperimentes Ziel und Nutzen der Konfrontation ableiten. Allerdings liegt der Fokus des Gedankenexperimentes bei exzessivem Sorgen auf der Frage: *Was würde wohl passieren, wenn Sie sich auf eine einzige Sorge konzentrieren und diese bis zum Ende durchdenken würden, bzw. sich diese sehr lebhaft vorstellen würden?* Viele Patienten befürchten einen starken Anstieg der Angst oder aber einen Kontrollverlust: Sie fürchten, von aufkommenden Ängsten „überwältigt" zu werden. Wiederum sollte mit sanfter Penetranz erfragt werden, was passieren würde, wenn sie gedanklich dabeibleiben würden (vgl. Kapitel 4.1.3.1).

In vielen Fällen ist es aber auch sinnvoll, die Wirkweise der Exposition einfach zu erläutern: Hierbei ist es wichtig, dass dem Patienten klar wird, dass es nicht darum geht, dass er die Inhalte seiner Sorgen am Ende der Behandlung nicht mehr schlimm finden soll – es bleibt eine schlimme Vorstellung, wenn der Partner verstirbt, das Kind vom Auto überfahren und die Hauskatze von Hunden zerfleischt wird. Durch die Sorgenexposition soll also nicht die Valenz der Inhalte verändert werden, sondern der Sorgenprozess soll – durch das Zu-Ende-Denken und die bildhafte Verarbeitung – quasi „abgesättigt" werden, sodass die Sorgen nicht länger auf unkontrollierbare Weise den Alltag dominieren. Für Patienten hilft oft der Vergleich mit einem oft geschauten traurigen Film:

Stellen Sie sich vor, Sie würden ganz viele Male den gleichen traurigen Film hintereinander sehen. Wahrscheinlich würde der Film Sie mit der Zeit immer weniger aufwühlen – gleichzeitig wäre Ihnen aber immer noch klar, dass der Film wirklich traurig ist, oder?

(c) Ableitung des Rationals. Abschließend wird dem Patienten erläutert, wie die konkrete Therapie aussehen wird: Es wird immer nur eine Sorge bearbeitet (um Sorgenketten zu verhindern) und der Patient darf sich nicht ablenken. Der Patient wird überdies angeleitet, sich eine Sorge bis zu ihrem katastrophalen Ende vorzustellen, und dies in konkreten Vorstellungsbildern. Auf diese Weise wird eine emotionale Verarbeitung möglich.

Vorbereitung der Sorgenexposition

Im nächsten Schritt kann mit der Vorbereitung der Sorgenexposition begonnen werden. Eine Sorge, die derzeit relevant ist, muss ausgewählt und ein Sorgenszenario muss entwickelt werden. Auf der Basis einer Sorgenhierarchie (vgl. Kapitel 4.1.4.1), die sowohl verschiedene Sorgenthemen („Mein Mann verunglückt", „Ich scheitere bei der Wiedereingliederung in die Arbeit") als auch verschiedene Ausgänge eines Sorgenthemas („Mein Mann verunglückt und wird zum Pflegefall", Mein Mann verunglückt und stirbt") umfassen kann, sollte für die erste Konfrontation eine Sorge ausgewählt werden, die besonders angstbesetzt ist und an die der Patient besonders häufig denken muss.

Auswahl passender Sorgen

Für die Vorbereitung der Sorgenexposition ist die Auswahl „relevanter" Sorgenszenarien zentral. Im Sinne einer entsprechenden Indikationsstellung schlagen Hoyer und Heidrich (2009) vor, zu differenzieren zwischen:

1. wichtigen (zentralen und wiederkehrenden) Sorgen vs. weniger wichtigen Sorgen,
2. Sorgen über lösbare Probleme vs. Sorgen über unlösbare Probleme,
3. Sorgen, die angesichts massiver akuter Bedrohungen entstehen vs. Sorgen über unwahrscheinliche (wenn auch gravierende) Ereignisse.

In Bezug auf die Vorbereitung der Sorgenkonfrontation empfehlen die Autoren, sich auf wichtige Hauptsorgen und hiermit zusammenhängende Themen zu fokussieren: *Welche Sorgen sind wirklich wichtig und welche sind im Grunde zu vernachlässigen?* Sorgen, die sich auf lösbare Probleme beziehen, sollten zudem nicht für die Sorgenexposition ausgewählt werden; hier kann alternativ ein Problemlösetraining indiziert sein: *Welche der wichtigen Sorgen gehen (vermutlich) eher auf lösbare Probleme zurück, welchen liegt ein unlösbares Problem zugrunde?* Und schließlich sollten v. a. solche Sorgen ausgewählt werden, die sich weniger auf aktuell vorliegende massive Belastungen (z. B. schwere Erkrankung des Partners) beziehen, sondern auf zukünftige Ereignisse, die zwar schlimm sind, für deren Eintreffen es gegenwärtig aber keine Anzeichen gibt: *Über welche der unlösbaren Probleme machen Sie sich nach Ihren eigenen Überzeugungen übertriebene Sorgen?*

Sorgenskript

Nachdem eine Sorge ausgewählt wurde, wird nun ein Sorgenskript erstellt. Das Sorgenskript muss das Eintreffen der zentralen Befürchtung detailliert beschreiben. Hierbei ist darauf zu achten, dass zum einen möglichst viele visuelle, taktile, auditive und auch olfaktorische Stimulusbeschreibungen aufgenommen werden und zum anderen die emotionalen, kognitiven und körperlichen Reaktionen des Patienten enthalten sind. Folgende Fragen lassen sich zur Gestaltung eines Sorgenskriptes nutzen:

Was würde sich genau abspielen? Wie würde es weitergehen? Was befürchten Sie genau? Was wäre das Schlimmste an...? Wie geht es dann weiter? Beschreiben Sie bitte genau, was Sie sehen, hören, riechen oder spüren können. Wie würden Sie sich jetzt fühlen oder was empfinden Sie? Welche körperlichen Symptome treten auf? Was geht Ihnen durch den Kopf? Wie fühlen Sie sich? Gibt es körperliche Reaktionen?

Die gesamte Szene wird wie ein Filmdrehbuch schriftlich festgehalten. Günstig ist es, eine nicht zu lange Vorstellungsszene zu wählen und drastische Szenenwechsel und Zeitsprünge zu vermeiden.

Beispiel eines Sorgenskriptes

Szenario: „Dem Ehemann ist etwas passiert“

Ich bin zu Hause und mache etwas im Haushalt. Es ist Nachmittag, Theo guckt Fernsehen und es klingelt an der Tür. Ich denke: „Nanu, wer kann das denn sein?“ Theo ruft: „Lass mich. Ich gehe aufmachen.“ Dann ruft er: „Mama, komm mal, hier ist die Polizei.“ Mir fährt ein Schock in die Glieder. Ich denke gleich das Schlimmste: „Da ist was passiert.“ Ich habe einen Kloß im Hals und ganz weiche Knie.

Ich gehe zur Tür. Da stehen zwei Polizisten. Sie fragen, ob ich die Frau von Herrn Baerwald sei. Ich sage: „Ja, ist etwas passiert?“ Der eine Polizist sagt: „Es tut uns sehr leid. Es gab einen Motorradunfall. Ihr Mann ist gestorben.“ Mein Herz rast und ich muss mich an der Tür festhalten. Mit der anderen Hand ziehe ich Theo ganz fest an mich heran. Theo ruft ganz laut und erschrocken: „Wer ist gestorben?“ Ich sage zu Theo: „Komm, wir bitten die Herren, erstmal hereinzukommen.“ Alles ist unwirklich und es zieht mir den Boden unter den Füßen weg.

Die Polizisten kommen mit in die Küche und ich bitte sie, sich zu setzen. Ich selber bleibe mit Theo an der Küchenzeile stehen. „Wie kann das sein? Ich habe ihn doch vorhin noch gesehen?“ Ich frage, was passiert ist. Theo steht still bei mir. Ich halte ihn fest. Ich bin innerlich steinhart und umklammere Theo ganz doll. Ich habe einen Kloß im Hals, sodass ich kaum schlucken kann.

Der eine Polizist sagt: „Ihr Mann hat einem Auto die Vorfahrt genommen. Er hatte wohl Kopfhörer auf, Musik gehört und den Wagen nicht kommen sehen. Er ist von dem Auto erfasst worden und war sofort tot." Ich denke: „Scheiße, der mit seiner blöden Fahrerei. Das kann doch alles nicht wahr sein." Mir steigen die Tränen in die Augen, ich muss heftig schluchzend weinen. Theo weint auch und schreit: „Heißt das, dass Papa tot ist?"

Ich versuche, ihn zu beruhigen. Ich versuche, ihn zu trösten. Wir weinen zusammen. Der eine Polizist fragt, ob er jemanden informieren soll, um uns zu helfen. Ich sage: „Meine beste Freundin wohnt ein paar Häuser weiter, ob Sie da wohl Bescheid geben könnten, dass jemand kommt."

Der Mann meiner Freundin kommt. Er riecht nach Zigaretten und ist völlig fassungslos. Er ist bleich und kann gar nicht sprechen. Meine Freundin ist nicht da und auch per Handy nicht zu erreichen. Ich fühle mich unendlich allein. Sitze auf einem Stuhl. Theo sitzt auf dem Sofa. Ich weine vor mich hin. Ich fühle mich furchtbar. Es ist ein fürchterlicher Schmerz. Mir tut das Herz weh und ich kann nur schwer atmen. „Was soll jetzt aus uns werden? Jetzt geht alles den Bach hinunter."

Der Mann meiner Freundin und Theo versuchen, mich zu trösten, obwohl Theo selber ganz aufgeregt ist. Die Polizisten sagen, dass es noch Sachen zu erledigen gibt. „Was muss denn jetzt geregelt werden?" Ich kann keinen klaren Gedanken fassen. Sie sagen, ich müsste meinen Mann identifizieren und ob ich mich dazu in der Lage sähe. Ich habe Angst. Ich habe Angst davor, dass er entstellt ist. Ich habe Angst davor, ihn tot zu sehen. Wie ein Zombie gehe ich mit den Polizisten mit.

Durchführung der Sorgenexposition

Wenn ein gut vorbereitetes Drehbuch vorliegt, kann die Sorgenkonfrontation beginnen. Bevor mit der Konfrontation begonnen wird, wird noch mal wiederholt, welches Ziel die Übung hat. Der Patient wird ermutigt, sich die Szene so lebhaft wie möglich vorzustellen und sich ganz in die Situation hineinzuversetzen. Bei auftretender Angst soll der Patient versuchen, im Sorgenszenario zu bleiben und nicht gedanklich „auszusteigen". Vor Beginn wird der Patient aufgefordert, den aktuellen Angstgrad auf einer Skala von 0 bis 10 anzugeben.

Sodann wird der Patient aufgefordert, die Augen zu schließen, während die Therapeutin das Sorgenskript langsam vorliest. Die Therapeutin hält sich hierbei an das vorgegebene „Drehbuch". Erlaubt sind Wiederholungen von Sätzen oder auch Pausen, inhaltliche Veränderungen sind hingegen nicht erlaubt. Es kann sinnvoll sein, mit dem Patienten auszumachen, dass dieser ein Zeichen gibt, wenn die Angst besonders stark ist. Dann kann die Therapeutin die letzte Sequenz noch mal wiederholen, um die Vorstellung zu intensivieren. Ein Durchgang des Sorgenskriptes dauert im Idealfall zwischen 10 und 20 Minuten.

Nachbesprechung

Im Anschluss an die Sorgenkonfrontation sollte diese sorgfältig nachbesprochen werden (Becker & Margraf, 2016):

> Wie viel Angst hatten Sie während der Vorstellungsszene – auf einer Skala von 0 bis 10? Wann war die Angst am stärksten? Wie stark ist die Angst jetzt? Sind – außer Angst – noch andere Gefühle aufgekommen? Wie lebhaft war Ihre Vorstellung?

Im Rahmen der Nachbesprechung kann deutlich werden, dass der Patient während der Exposition nicht nur Angst hatte; häufig treten auch Trauerreaktionen und Wut auf. Es ist wichtig, dass die Patienten lernen, auch diese Emotionen zuzulassen, sie habituieren auf die gleiche Weise. Schließlich sollte überprüft werden, ob das Skript in irgendeiner Weise modifiziert werden muss. Aspekte, die der Patient während der Vorstellung als unstimmig erlebt hat, sollten auf jeden Fall angepasst werden:

> Gibt es irgendetwas, das wir an dem Skript verändern müssten? Sind Ihnen bei der Übung irgendwelche Aspekte aufgefallen, die wir noch anpassen müssen, um mehr Angst zu erzeugen? Muss ich Teile des Skriptes anders vorlesen/betonen?

Anschließend werden die Vorstellungsübungen mit dieser einen Szene idealerweise so lange wiederholt, bis es zu einer ersten Habituation des Angsterlebens gekommen ist. Bei jedem Durchgang sollten die Angstratings schriftlich notiert werden (vgl. Abbildung 5) und am Ende sollten die Ratings über den gesamten Verlauf zusammengefasst und in Bezug auf die Habituation ausgewertet werden. Es ist allerdings nicht ungewöhnlich, wenn die Angst nicht kontinuierlich sinkt, sondern ab und zu einmal eine Vorstellungsübung wieder mehr Angst auslöst als die zuvor. Schwankungen in der Vorstellungskraft, einschießende ängstigende Gedanken oder leichte Ablenkungen können für diese Schwankungen verantwortlich sein. Es kann dementsprechend auch sein, dass es in der gesamten ersten Expositionssitzung – und über mehrere Vorstellungsübungen hinweg – zu keiner starken Habituation kommt.

Hausaufgaben

Unabhängig vom Grad der Habituation sollten alle Patienten zu Hause weiterüben. Hierfür ist es wichtig, die Vorstellungsübungen während der Sitzung als Audiodatei mitzuschneiden, sodass der Patient sich die Aufnahmen zu Hause anhören kann. Bestenfalls konfrontiert sich der Patient täglich für mindestens eine Stunde.

Auf diese Weise werden sukzessive verschiedene Sorgen nacheinander bearbeitet. Erst dann, wenn eine Sorgenexposition keine Angst mehr auslöst, kann eine andere Sorgenszene bzw. ein anderer Ausgang durchgespielt werden. In der Konsequenz erleben die Patienten Sorgen oftmals nicht mehr als unkontrollierbar und katastrophisierende Vorstellungen bezüglich des Sorgenprozesses („Das viele Sorgen macht mich noch verrückt! Ich werde noch krank vor Sorgen!") nehmen ab. Häufig stellt sich auch ein größeres Selbstwirksamkeitserleben ein, sodass Patienten am Ende der Konfrontationsphase zunehmend den Eindruck gewinnen, auch mit sehr schwierigen Situationen in ihrem Leben zurechtkommen zu können.

4.3.2 Imaginatives Nacherleben traumatischer Erlebnisse

Bei imaginativen Nacherleben werden Patienten gebeten, sich in der Vorstellung erneut in das Trauma hineinzuversetzen. Dabei soll das traumatische Erlebnis so lebhaft wie möglich – inklusive sensorischer Eindrücke, Gedanken und Gefühlen – nacherlebt werden. Das imaginative Wiedererleben ist integraler Bestandteil verschiedener Arten traumafokussierter Therapien, wie z.B. der „Prolonged Exposure Therapie" von Foa, Hembree und Rothbaum (2014) oder der „kognitiven Therapie" von Ehlers (1999); die Ansätze unterscheiden sich allerdings in der genauen Anleitung und Umsetzung des imaginativen Nacherlebens, sowie hinsichtlich des Stellenwertes, der der Exposition im therapeutischen Gesamtprogramm beigemessen wird.

Ziele imaginativen Nacherlebens

Einigkeit besteht hingegen darüber, dass das Ziel des imaginativen Nacherlebens sein sollte, (kognitives) Vermeidungsverhalten zu durchbrechen. Die Vermeidung verhindert eine angemessene emotionale Verarbeitung der traumatischen Erlebnisse sowie eine Habituation an die traumatischen Erinnerungen. Die Überprüfung und/oder Veränderung kritischer Kognitionen in Bezug auf das Trauma wird erschwert oder unmöglich gemacht. Angestrebt wird im Laufe der Behandlung entsprechend, dass der Patient Traumaerinnerungen als Erinnerung an ein vergangenes Ereignis erlebt, die gegenwärtig nicht mehr belastend sind, und somit nicht mehr vermieden werden müssen. Eine weitere Hauptfunktion des imaginativen Nacherlebens ist die Elaboration des Traumagedächtnisses (Ehlers, 1999).

Besonderheiten des Traumagedächtnisses

Ehlers und Clark (2000) gehen davon aus, dass verschiedene Merkmale von Erinnerungen an traumatische Erlebnisse, wie u.a. ein erschwerter willentlicher Abruf und lebhaftes ungewolltes Wiedererleben mit „Hier-und-Jetzt"-Qualität, durch die Art erklärt werden kann, wie traumatische Ereignisse im Gedächtnis abgespeichert werden. Die Autoren vermuten, dass das traumatische Erleben einerseits nur unzureichend in seiner Bedeutung verarbeitet wurde und andererseits nur ungenügend kontextualisiert wurde, d.h. in einen Kontext von Zeit, Raum, vorangegangenen und nachfolgenden Informationen sowie weiteren autobiografischen Erinnerungen integriert wurde.

In der Konsequenz ist es schwer, die entsprechenden Informationen willentlich abzurufen, wohingegen sie leicht durch passende traumarelevante Reize – also solche Reize, die kurz vor oder während des Traumas wahrgenommen wurden – ausgelöst werden können. Die fehlende Kontextualisierung wird sowohl für die „Hier-und-Jetzt"-Qualität der Erinnerungen bzw. des Wiedererlebens verantwortlich gemacht, als auch dafür, dass die Erinnerungen nicht mit späteren Informationen verknüpft werden (z. B. „Ich bin nicht gestorben"). Unter dieser Perspektive dient das imaginative Nacherleben v. a. dazu, das Erlebte besser ins autobiografische Gedächtnis zu integrieren.

Indikation

Imaginatives Nacherleben wird in der Behandlung posttraumatischer Belastungsstörungen eingesetzt und ist insbesondere dann geeignet, wenn Intrusionen und kognitives Vermeidungsverhalten im Vordergrund des klinischen Bildes stehen. Anhaltende Suizidalität, eine komorbide Borderline-Persönlichkeitsstörung und eine Suchterkrankung stellen keine grundsätzliche Kontraindikation dar (van Minnen, Harned, Zoellner & Mills, 2012) – machen aber ein angepasstes therapeutisches Vorgehen notwendig.

Imaginatives Nacherleben auch im Kontext psychotischer Erkrankungen effektiv

Imaginatives Nacherleben ist auch bei Vorliegen einer komorbiden psychotischen Erkrankung – inklusive akuter psychotischer Symptome – effektiv (van den Berg et al., 2015; vgl. Kapitel 5). Eine starke Dissoziationsneigung stellt überdies keine Kontraindikation dar.

Kontraindikation

Eine Traumatherapie sollte allerdings nur dann durchgeführt werden, wenn keine aktuelle Bedrohung (bzw. kein fortbestehender Täterkontakt) vorliegt. Es ist wichtig, diese Voraussetzung frühzeitig in der Therapie zu klären.

Stabilisieren vs. Konfrontieren

Es besteht weitreichender Konsens darüber, dass eine traumafokussierte Therapie die Behandlung der Wahl bei posttraumatischen Belastungsstörungen ist (Bradley et al., 2005). Trotz der eindeutigen Studienlage werden traumafokussierte Behandlungen vergleichsweise selten angewandt (Becker et al., 2004). Ein Grund hierfür ist sicher die Therapeutensorge, dass die fokussierte Auseinandersetzung mit dem Trauma ihren Patienten schaden könnten, indem sie z. B. eine affektive Überflutung oder eine Retraumatisierung bedingen.

In der Literatur finden sich allerdings keine Hinweise darauf, dass Expositionstherapien gefährlicher sind als stabilisierende Verfahren oder häufiger von Patienten verweigert oder abgebrochen werden (Neuner, 2008). Die Befundlage legt vielmehr nahe, dass ausschließlich stabilisierende Interventionen deutlich geringere Effekte zeigen als expositionsbasierte Behandlungen (Ehlers et al., 2010). Auch das Postulat, vor einer Konfrontation müsse zunächst eine Stabilisierung erfolgen, fußt weniger auf einer empirischen Grundlage als auf Glaubensbekundungen. Neuner (2008) warnt entsprechend vor einer lang anhaltenden Stabilisierungsphase: Zum einen wird dem Patienten für die Zeitdauer der Stabilisierung eine nachweislich effektive Behandlung vorenthalten und zum anderen kann der Fokus auf stabilisierende Maßnahmen den Eindruck vermitteln, dass der Patient seine eigenen Erinnerungen nicht verkraften könnte. In der Folge nehmen Ängste vor der Konfrontation möglicherweise noch zu.

Behandlungsrational

Eine gute Begründung des Konfrontationsrationals ist beim imaginativen Nacherleben sehr wichtig. Maercker et al. (2005) präsentieren das Rational auf die folgende Weise:

Es ist nicht leicht, schmerzhafte Erfahrungen zu verdauen. Wenn Sie an das Trauma denken oder daran erinnert werden, verspüren Sie vielleicht starke Angst oder andere negative Gefühle, die damit verbunden sind. Es ist unangenehm so zu empfinden, daher neigen die meisten Menschen dazu, Angst erzeugende, schmerzliche Erinnerungen von sich zu schieben oder zu ignorieren. Andere Personen beeinflussen Sie vielleicht dahingehend, nicht darüber zu reden oder daran zu denken. Leider bewirkt das Ignorieren eines traumatischen Ereignisses nicht dessen Verschwinden. Häufig kehrt das Ereignis zurück und quält Sie in Alpträumen, Rückblenden, Phobien oder auf andere Weise, weil es eine „unvollendete Angelegenheit" ist. In dieser Behandlung werden wir das Gegenteil von unserer Tendenz zur Vermeidung tun. Wir werden Ihnen helfen, die Erfahrungen zu verarbeiten, indem wir Sie dazu veranlassen, sich an das Geschehene zu erinnern und so lange dabei zu verweilen, bis Sie sich stärker daran gewöhnt haben. Das Ziel ist es, Sie in die Lage zu versetzen, diese Gedanken zuzulassen, über das Trauma zu sprechen oder damit verbundene Hinweise betrachten zu können, ohne jene intensive Angst zu erleben, die Ihr Leben stört (S. 341).

Analogien

Ergänzend kann die sogenannte Schrankanalogie verwendet werden, um die Besonderheiten des Traumagedächtnisses und die Notwendigkeit des imaginativen Nacherlebens zu erläutern (Ehlers, 1999, S. 33):

Sie können sich das wie bei einem Schrank vorstellen, in den man viele Dinge ganz schnell hereingeworfen hat, sodass man die Tür nicht ganz schließen kann. Irgendwann wird dann die Tür aufgehen und etwas fällt heraus. Was muss man tun, damit die Sachen nicht mehr herausfallen? Man muss alle Dinge herausnehmen, ansehen, sortieren und dann geordnet in den Schrank räumen. Genauso ist es nun mit dem Gedächtnis für ein traumatisches Erlebnis. Leider kann auch da die Tür nicht einfach geschlossen werden, ohne dass man vorher alles, was passiert ist, ansieht und nach der Bedeutung, die es für einen hat, ordnet. Damit es ein Teil der Vergangenheit wird, muss es betrachtet und eingeordnet werden (S. 33).

Ergänzend lässt sich auch die Wundheilungsmetapher nutzen:

> Oder stellen Sie es sich wie bei einer Wunde vor, die sich entzündet hat. Man muss die Wunde öffnen, um Dreck und Eiter zu entfernen. Das tut kurzfristig weh (vielleicht sogar sehr weh). Langfristig kann die Wunde aber nur dann verheilen.

Gedankenunterdrückung

Und schließlich kann das – oben beschriebene (vgl. S. 79/80) – Gedankenunterdrückungsexperiment genutzt werden, um zu verdeutlichen, dass der Versuch, nicht an bestimmte Dinge zu denken, nicht funktioniert bzw. sogar zu einer Zunahme der entsprechenden Gedanken führt.

Im Anschluss sollte für den Patienten noch mal zusammengefasst werden, welche therapeutischen Ziele mit dem imaginativen Nacherleben verfolgt werden. Im Einzelnen geht es um die folgenden Aspekte (Foa et al., 2014):

- Verarbeitung und Organisation des Erlebten,
- Förderung der Fähigkeit, zwischen der „Erinnerung“ an das Erlebte und der heutigen Situation zu unterscheiden,
- Förderung der Habituation,
- Stärkung des Kompetenzgefühls, die eigene Situation unter Kontrolle zu haben.

Motivierung

Für den Erfolg der Behandlung ist es wichtig, dass der Patient das Erklärungsschema plausibel findet und sich bewusst für das therapeutische Vorgehen entscheidet. Mithilfe eines Vier-Felder-Schemas können die kurz- und langfristigen Vor- und Nachteile des imaginativen Nacherlebens noch mal gegenübergestellt werden (vgl. Kapitel 4.1.3.2). Die Therapeutin sollte dem Patienten hierbei sehr deutlich zu verstehen geben, dass sie weiß, wie schwer die Aufgabe ist und sie dem Patienten deshalb so viel Kontrolle wie möglich überlassen wird. Beispielsweise sollte der Patient selber bestimmen dürfen, wann mit der Exposition begonnen wird, wie viele Details anfänglich berichtet werden, ob das Erlebte direkt erzählt, oder aber aufgeschrieben und vorgelesen wird. Bei sehr stark ausgeprägten Ängsten vor dem imaginativen Nacherleben kann (in Einzelfällen) überlegt werden, der Exposition ein fokussiertes Skills-Training vorzuschalten. Bei lang anhaltenden Traumatisierungen, starker Dissoziationsneigung und Unklarheit über den zeitlichen Ablauf des Ereignisses empfiehlt Ehlers (1999), zunächst eine schriftliche Beschreibung des Traumas zu entwickeln. Ganz grundsätzlich müssen Patienten aber darauf vorbereitet werden, dass das imaginative Nacherleben oftmals mit einer kurzfristigen Symptomverschlechterung einhergeht, sich langfristig aber eine deutliche Besserung ergeben wird.

Insbesondere bei wiederholten und/oder langanhaltenden Traumatisierungen ist es in der Regel nicht möglich, alle traumatischen Erlebnisse im Rah-

Auswahl von Erinnerungen

men des imaginativen Nacherlebens durchzugehen. Hier sollte eine Hierarchie aller relevanten Erinnerungen auf einer Skala von 0 (keine Belastung) bis 100 (extreme Belastung) vorgenommen werden (vgl. Kapitel 4.1.4.1). Das imaginative Nacherleben wird dann zunächst mit einer Erinnerung mit moderater Belastung begonnen, bevor mit den am höchsten in der Hierarchie angesiedelten Erinnerungen fortgefahren wird. Bei einer Serie ähnlicher Traumata kann sich das imaginative Nacherleben auf das erste Erlebnis sowie das schlimmste Erlebnis beziehen. Grundsätzlich sollten die Erlebnisse ausgewählt werden, die im Rahmen von Intrusionen, Flashbacks und Alpträumen wiedererlebt werden. Bei Erinnerungslücken hinsichtlich des traumatischen Ereignisses sollte die imaginative Exposition auf die Aspekte des Traumas beschränkt bleiben, die von den Patienten erinnert werden. Bei einer vollständigen Amnesie für traumatische Erlebnisse kann die imaginative Exposition selbstverständlich nicht genutzt werden.

In den ersten Expositionssitzungen sollte das gesamte traumatische Ereignis durchgegangen werden. Hembree et al. (2013) empfehlen, beim ersten Mal in etwa 60 Minuten für die imaginative Exposition zu nutzen und später nur noch 30 bis 45 Minuten. Wenn der Patient 15 Minuten benötigt, um sein traumatisches Ereignis wiederzugeben, sollte er gebeten werden, das Erlebnis erneut von Anfang bis Ende zu schildern und es insgesamt viermal zu erzählen. Werden 20 Minuten benötigt, so soll das Trauma dreimal geschildert werden usw. Später kann sich die Exposition auf die sogenannten Hotspots beschränken. Als Hotspots werden die schlimmsten Momente innerhalb der Traumaerinnerung bezeichnet. Dies sind häufig gleichzeitig genau jene Momente des Traumas, die als Intrusionen und Alpträume wiedererlebt werden. Foa und Kolleginnen (2014) sowie Ehlers (1999) schlagen vor, ab der zweiten oder dritten Expositionssitzung nur noch die Hotspots in der Imagination nacherleben zu lassen. Wird in den späteren Expositionen nur noch mit den Hotspots konfrontiert, so können natürlich wesentlich mehr Wiederholungen innerhalb einer Sitzung durchgegangen werden. Das wiederholte Nacherleben erfolgt dabei jeweils ohne zwischenzeitliche Unterbrechung.

Dauer der Exposition

Bevor mit der Konfrontation begonnen wird, wird noch mal wiederholt, welches Ziel die Übung hat. Der Patient wird ermutigt, sich die Szene so lebhaft wie möglich vorzustellen und sich ganz in die Situation hineinzuversetzen. Hierzu wird der Patient aufgefordert, die Augen zu schließen und sich das traumatische Erlebnis in der Reihenfolge der Ereignisse so lebhaft wie möglich vorzustellen und dabei sensorische Eindrücke, Gedanken und Gefühle in Ich-Form und im Präsens zu verbalisieren. Der Patient sollte dazu angehalten werden, alles genau zu beschreiben – auch (und insbesondere) wenn ihm eigene Reaktions- und Denkweisen im Nachhinein als falsch, peinlich oder unsinnig erscheinen sollten. Vor Beginn und währenddessen wer-

Durchführung des imaginativen Nacherlebens

den die Patienten immer wieder aufgefordert, den aktuellen Angstgrad auf einer Skala von 0 bis 10 anzugeben. Die folgende Instruktion kann den Patienten gegeben werden (modifiziert nach Foa et al., 2014; Hembree et al., 2013):

> Ich werde Sie in dieser Sitzung bitten, sich an Ihr traumatisches Erlebnis zu erinnern. Am besten beginnen Sie damit an einem Punkt kurz vor dem eigentlichen Trauma, damit Sie sich in die Situation hineinversetzen und eine Verbindung zu ihr herstellen können. Von dort aus beschreiben Sie die Situation dann bis zu dem Punkt, an dem die unmittelbare Gefahr vorüber ist.
>
> Für Sie ist es dabei am besten, die Augen zu schließen, sodass Sie nicht abgelenkt sind und sich diese Ereignisse vor Ihrem inneren Auge vorstellen können. Ich werde Sie bitten, sich an diese schmerzlichen Erinnerungen so deutlich wie möglich zu erinnern. Ich möchte nicht, dass Sie mir eine Geschichte über das Trauma in der Vergangenheitsform erzählen, vielmehr möchte ich Sie bitten, mir das traumatische Erlebnis in der Gegenwartsform zu schildern, so als würde es gerade jetzt und genau hier geschehen. Berichten Sie so detailliert wie möglich, was während des traumatischen Ereignisses geschehen ist, was Sie gefühlt, gedacht und gespürt haben. Ich werde Ihnen helfen, mit der Vorstellung ganz dabei zu bleiben. Das ist schwierig und hart. Ich weiß aber, dass sie das können und dass es dabei hilft, die Erlebnisse hinter sich zu lassen. Es sind Erinnerungen – jetzt und hier sind Sie sicher!
>
> Während Sie sich das Trauma vorstellen, werde ich Sie von Zeit zu Zeit nach der Stärke Ihrer Angst fragen und Sie bitten, diese auf einer Skala von 0 bis 100 einzuordnen. Dabei bedeutet „0", keine Angst oder Unbehagen zu haben, und „100" bedeutet, panikartige Angst zu spüren. Bitte antworten Sie schnell und ohne das Bild zu verlassen.
>
> Weil es wichtig ist, über längere Zeit in der Erinnerung zu verbleiben, werde ich Sie, sobald Sie am Ende Ihres Berichts über das Trauma angekommen sind, auffordern, mit der Schilderung ohne Pause wieder von vorne anzufangen. Das wird in der heutigen Sitzung möglicherweise mehrmals passieren. Während des Wiedererlebens werde ich eher still sein; ich werde aber die ganze Zeit bei Ihnen sein und Sie unterstützen. Im Anschluss haben wir Zeit, über Ihre Erlebnisse und Empfindungen zu sprechen.

Es sollte sodann zügig mit dem imaginativen Nacherleben begonnen werden, um zu verhindern, dass sich zunehmende Erwartungsangst bei dem Patienten aufbaut. Während der Konfrontation gelten die folgenden Verhaltensregeln (Ehlers, 1999, S. 44):

Therapeutenverhalten

Verhaltensregeln während der Konfrontation

Die Therapeutin ist ...

- ... nonverbal zugewandt;
- ... macht unterstützende Bemerkungen, z. B. „Das machen Sie sehr gut", „Bleiben Sie bei dem Gefühl", „Hier sind Sie sicher";
- ... hält den Patienten beim Berichten im Präsens;
- ... holt den Patienten ins Nacherleben zurück, wenn dieser verstummt, z. B. „Was passiert jetzt?";
- ... stellt kurze Fragen zu sensorischen oder emotionalen Eindrücken, z. B. „Was denken Sie?", „Wie fühlt sich das an?", Was sehen, hören, riechen Sie?";
- ... lässt ab und zu einschätzen, wie belastend das Nacherleben ist.

Am Ende der imaginativen Exposition wird der Patient aufgefordert, die Augen zu öffnen. Unabhängig davon, wie gut der Patient sich auf das Nacherleben einlassen konnte, sollte er positive, unterstützende oder beruhigende Rückmeldungen erhalten:

Sie haben das ganz toll gemacht. Sie sind so mutig, sich all diese Ereignisse noch mal so detailliert vergegenwärtigt zu haben. Sie haben sich großartig geschlagen.

Viele Patienten brauchen im Anschluss an die Imagination ein Gefühl von Sicherheit. Es ist hilfreich, Patienten deutlich zu machen, dass unabhängig davon, an was sie sich erinnert haben, dies nichts an dem ändert, was geschehen ist: „Sie haben überlebt, und so offensichtlich das zum Überleben Richtige getan" (Hembree et al., 2013, S. 228).

Nachbesprechung

Die Nachbesprechung ist für den Erfolg der Expositionsbehandlung von großer Bedeutung, sodass immer ausreichend Zeit hierfür eingeplant werden muss. Im Rahmen der Nachbesprechung sollte zunächst geklärt werden, wie gut dem Patienten das Nacherleben gelungen ist:

Wie viel Angst hatten Sie während des Nacherlebens – auf einer Skala von 0 bis 10? Wie belastet waren Sie? Wie lebhaft war Ihre Vorstellung? Wie stark ist die Angst jetzt?

Die verschiedenen Einschätzungen sollten in einem Protokollbogen festgehalten werden (vgl. Abbildung 7).

Protokoll

Datum: ________________ Uhrzeit: ________________

Angstintensität vor Beginn des imaginativen Nacherlebens

0	1	2	3	4	5	6	7	8	9	10

Maximale Angstintensität während des imaginativen Nacherlebens

0	1	2	3	4	5	6	7	8	9	10

Angstintensität nach Ende des imaginativen Nacherlebens

0	1	2	3	4	5	6	7	8	9	10

Belastung nach Ende des imaginativen Nacherlebens

0	1	2	3	4	5	6	7	8	9	10

Lebhaftigkeit des imaginativen Nacherlebens

0	1	2	3	4	5	6	7	8	9	10

Abbildung 7: Protokollbogen zum imaginativen Nacherleben

Der Patient wird zudem zu den belastendsten Momenten befragt:

Wann war die Angst am stärksten? Was waren die schlimmsten Momente (Hotspots)? Was daran war besonders schlimm?

In manchen Fällen tauchen während der Exposition neue Details der Erinnerung auf, an die sich die Patientin zuvor nicht erinnern konnte. Entsprechende Aspekte sollten in den weiteren Expositionen ergänzt werden:

Wurden neue Aspekte erinnert? Ist Ihnen etwas aufgefallen, das die ursprünglichen Eindrücke korrigiert?

Es schließt sich eine Besprechung des Prozesses an:

> Wie haben Sie das Nacherleben erlebt? War es leichter oder schwieriger, als Sie sich vorgestellt haben? Ist die erwartete Katastrophe eingetreten?

Das Wiedererleben der Traumaerinnerung und die Bedeutung des Traumas für das gegenwärtige Leben sollten reflektiert werden. Falls hierbei negative, dysfunktionale, unrealistische oder unzutreffende Überzeugungen zum Ausdruck kommen, so können diese mithilfe kognitiver Therapiemethoden modifiziert werden (Ehlers, 1999). Kommt es infolge der kognitiven Umstrukturierung oder durch zusätzliche Informationen, die dem Patienten während des Nacherlebens bewusst werden, zu einer veränderten Sichtweise, so wird diese in die weiteren Durchgänge des intrusiven Nacherlebens integriert. Zum Beispiel erinnerte sich ein junger Patient aus Niger während des Wiedererlebens daran, dass er mit allen Mitteln versucht hatte, zu verhindern, dass sein Bruder (vor seinen Augen) von Kämpfern erschossen wurde. Dies stand in deutlichem Kontrast zu seiner vorherigen Annahme, dass er der Erschießung passiv beigewohnt – und sich dadurch schuldig gemacht – habe.

Kognitive Umstrukturierung

Schlussendlich sollte der Patient auf etwaige Habituationserfahrungen aufmerksam gemacht werden:

> Wenn wir uns die Protokolle angucken, dann wird deutlich, dass Ihre Angst weniger geworden ist, je länger Sie sich auf die Erinnerung konzentriert haben.

Es ist allerdings nicht selten, dass beim imaginativen Nacherleben keine unmittelbare Habituation (Within-Session-Habituation) einsetzt – dies hat keine Bedeutung für den letztlichen Erfolg der Therapie, so hat sich in verschiedenen Studien gezeigt, dass ein Habituationserleben innerhalb einer Sitzung nicht prädiktiv ist für den Therapieerfolg (Sripada & Rauch, 2015). Ausbleibende Habituationserfahrungen müssen dem Patienten gegenüber gegebenenfalls kommentiert werden:

> Sie hatten starke Angst während der heutigen Exposition und sind trotzdem drangeblieben – das ist wirklich super. Es ist nun ganz oft der Fall, dass die Angst nicht unmittelbar weniger wird. Dafür ist das Erlebte einfach zu schlimm gewesen. Sie werden aber merken, dass die Erinnerung an das Erlebte mit jedem Mal etwas weniger belastend wird. Sie sind auf dem richtigen Weg und wir müssen nun einfach weiter dranbleiben.

Im Rahmen der prolongierten Expositionstherapie empfehlen Foa et al. (2014), das imaginative Nacherleben in sieben bis zehn Sitzungen zu wiederholen. Zusätzlich werden die Patienten angehalten, die Exposition täglich zu Hause durchzuführen. Hierzu sollte die jeweils aktuelle Fassung des Nacherlebens in der Sitzung mit dem Smartphone o.Ä. aufgenommen werden, sodass der Patient sich diese einmal täglich zu Hause anhören kann.

Hausaufgaben

Ehlers (1999) verweist auf die folgenden Rahmenbedingungen für die Hausaufgaben zum Nacherleben: Der Patient muss allein und ungestört das Band (von Anfang bis Ende) hören. Es sollte zeitgleich keine andere Tätigkeit (z.B. Autofahren, Hausarbeit) ausgeübt werden und es muss Zeit eingeplant werden, damit der Patient sich nach der Exposition wieder auf den Alltag einstellen kann. Bestenfalls wird eine angenehme Aktivität eingeplant, die im unmittelbaren Anschluss ausgeführt werden kann. Alle Übungsdurchgänge sollten in einem Protokollbogen festgehalten werden.

Das imaginative Nacherleben stellt im Umgang mit traumatischen Erlebnissen einen Behandlungsbaustein dar. Beschreibungen eines gesamten Behandlungsplans finden sich u.a. bei Ehlers (1999) und Foa et al. (2014).

4.3.3 Besonderheiten und Umgang mit Schwierigkeiten

4.3.3.1 Mangelnde Vorstellungsfähigkeit

Manche Patienten haben Schwierigkeiten, Vorstellungsbilder entstehen zu lassen. Da es für die In-sensu-Konfrontation wichtig ist, dass die Patienten sich richtig in die Situation hineinversetzen können, muss die Vorstellungsfähigkeit gegebenenfalls im Vorfeld trainiert werden (Becker & Margraf, 2016). Hilfreich ist es hierzu zunächst mit der Vorstellung von Bewegungsabläufen zu beginnen: Der Patient sollte die Augen schließen und sich z.B. vorstellen wie er sich auf einen Stuhl setzt, wieder aufsteht und durch den Raum geht. Darüber hinaus eignen sich Vorstellungsbilder von Gegebenheiten, die gut bekannt sind. Der Patient kann sich z.B. vorstellen, wie er bei sich daheim in der Küche sitzt. Durch Fragen nach Sinneseindrücken in der Situation kann die Therapeutin versuchen die Vorstellungsdichte noch zu verstärken („Was können Sie sehen? Können Sie irgendwas riechen?" usw.). Es sollte immer darauf geachtet werden, dass der Patient sich als Agierenden erlebt und nicht bloß als Zuschauer. Die verschiedenen Szenen sollten mehrfach wiederholt und vom Patienten als Hausaufgabe durchgeführt werden. Mit den ängstigenden Vorstellungsbildern sollte erst dann begonnen werden, wenn der Patient sich nicht ängstigende Szenen lebhaft vorstellen kann.

4.3.3.2 Dissoziation

Im Rahmen des imaginativen Wiedererlebens ist das Auftreten leichter dissoziativer Symptome, wie z. B. leichte Gefühle der Unwirklichkeit, eine veränderte Zeitwahrnehmung oder eine starke „Hier-und-Jetzt-Qualität" der Erinnerung, häufig und in der Regel unbedenklich. Verliert der Patient hingegen jeglichen Kontakt zum „Hier-und-Jetzt", so müssen Strategien zur Kontrolle der dissoziativen Symptome eingesetzt werden, bevor die imaginative Exposition weitergeführt werden kann. Zum kurzfristigen Umgang mit Dissoziationen empfiehlt es sich den Patienten laut mit Namen anzusprechen, ihn aufzufordern die Augen zu öffnen, aufzustehen und im Raum herumzugehen. Des Weiteren kann die Aufmerksamkeit des Patienten auf Sinneseindrücke gelenkt werden. Das Auftreten dissoziativer Symptome während der imaginativen Exposition ist kein Anlass, die imaginative Exposition zu beenden oder auf einen späteren Zeitpunkt in der Therapie zu verschieben (van Minnen et al., 2012). Stattdessen sollte die imaginative Exposition direkt weitergeführt werden, allerdings ist auf einen stärkeren Realitätsbezug acht zu geben (Ehlers, 1999): Der Patient kann beispielsweise die Augen während des Nacherlebens offen lassen, nur Teile des Traumas nacherleben, das Trauma zunächst schriftlich beschreiben oder während der Exposition Objekte festhalten/ansehen, die sein gegenwärtiges Leben symbolisieren (z. B. Fotos, Glückssteine). Zudem kann die Therapeutin während des Nacherlebens immer wieder einen Gegenwartsbezug herstellen („Denken Sie daran, Sie sind jetzt sicher, es ist eine Erinnerung, Sie haben überlebt").

4.3.3.3 Konfrontation mit intrusiven Gedanken

Angstauslösende intrusive Gedanken („Ich könnte in der Kirche blasphemische Dinge rufen", „Ich könnte meinem Chef an den Po fassen", „Ich könnte pädophil sein"), wie sie im Rahmen von Zwangsstörungen auftreten, lassen sich auf vergleichbare Weise behandeln, wie objekt- oder situationsbezogene Ängste. Es mag hierfür hilfreich sein, sich Probleme mit intrusiven Gedanken als eine „Gedankenphobie" vorzustellen (Abramowitz et al., 2012). Die Konfrontationshierarchie bei entsprechenden Schwierigkeiten sollte sowohl In-sensu-Expositionen mit den angstauslösenden Gedanken beinhalten, als auch In-vivo-Expositionen mit Orten bzw. Objekten, die Intrusionen auslösen. Im Rahmen der Expositionen soll der Patient lernen, dass Gedanken über unangemessenes Verhalten selbiges *nicht* auslösen und dass es daher keine Vermeidungs- und Sicherheitsverhaltensweisen braucht. Geschriebene Narrative und Audioaufnahmen, in denen die angstauslösenden Gedanken beschrieben werden, stellen die beste Möglichkeit dar, um Patienten mit intrusiven, angstauslösenden Gedanken zu konfrontieren. Audioaufnahmen der intrusiven Gedanken lassen sich überdies gut nutzen, um die In-sensu-Konfrontation mit einer In-vivo-Konfrontation zu verbinden, z. B. indem der Patient ein Endlosaudioband mit dem Satz „Ich bin pädophil" hört, während er vor einem Kindergarten sitzt. Natürlich setzt ein entsprechendes Vorgehen voraus, dass die Diagnose einer Zwangsstörung sichergestellt wurde (und es damit keine Hinweise auf impulsdruchbrüchiges Verhalten gibt).

4.4 Cue-Exposure

4.4.1 Allgemeine Informationen

Konfrontation mit Reizen, die Verlangen auslösen

Bei der Cue-Exposition konfrontieren sich Patienten mit Reizen, die starken Drang oder Verlangen auslösen, wie z. B. alkoholbezogene Stimuli, Glücksspielautomaten oder Nahrungsmittel (Binge-Food). Ziel der Exposition ist es, automatisierte, rückfallkritische Reaktionsweisen der Betroffenen durch gezielte Neuerfahrung in Rückfallsituationen zu verringern. Anstatt die Betroffenen vor Versuchungssituationen zu beschützen, geht es darum, dass sich die Betroffenen – nach entsprechender Vorbereitung – Risikosituationen gezielt aussetzen. Die Konfrontation erfolgt dabei so lange, bis konditionierten Reaktionsweisen (z. B. Alkoholverlangen) abgeklungen sind.

Problematisches Annäherungsverhalten

Im Unterschied zu den bisher beschriebenen Verfahren stehen bei der Cue-Exposure nicht die Angst- oder Vermeidungsreaktionen des Patienten im Fokus, sondern ein dysfunktionales Annäherungsverhalten.

Reizreagibilität („cue reactivity")

Cue-Exposure-Verfahren begründen sich vor allem durch klassische und operante Konditionierungsmodelle. Klassische Konditionierungsmodelle postulieren, dass Stimulusbedingungen („trigger"), die regelmäßig mit der Einnahme von Alkohol oder anderen Substanzen verbunden waren, zum konditionierten Stimulus für substanzassoziierte Reaktionsweisen werden. Mit der Zeit sollen die konditionierten Stimuli selbst physiologische, emotionale und motivationale Reaktionen („cue reactivity") auslösen, die von den Betroffenen als Suchtdruck („craving") erlebt werden. Hierdurch soll es auch nach langer Abstinenz zu körperlich/emotionalen Zuständen kommen, die Aufforderungscharakter für erneuten Substanzkonsum besitzen. Durch die wiederholte Exposition mit substanz-assoziierten Hinweisreizen – bei ausbleibendem Konsum – soll es zur Löschung dieser konditionierten Reaktionsweisen kommen (vgl. Kapitel 2.3). In der Konsequenz sollte Craving seltener auftreten und sich die Rückfallgefahr entsprechend verringern (Lindenmeyer, 2005).

Cue-Exposure-Verfahren werden eingesetzt bei Alkoholabhängigkeit, Nikotin- und Drogenabhängigkeit, Verhaltenssüchten, Bulimia Nervosa und Binge-Eating-Störung. Im Vergleich zur Expositionsbehandlung bei Angststörungen ist der Nutzen von Cue-Exposure-Verfahren allerdings wesentlich seltener untersucht und belegt worden (Conklin & Tiffany, 2002). Im Folgenden wird das therapeutische Vorgehen am Beispiel der Alkoholabhängigkeit dargestellt. Zum Einsatz bei Essstörungen werden begleitende Hinweise gegeben.

4.4.2 Kontraindikationen

Als Kontraindikationen für eine Expositionsbehandlung bei Alkoholabhängigen nennt Lindenmeyer (2005) eine unzureichende Abstinenzmotivation, fehlendes Verständnis für die Behandlungsform bei Bezugspersonen, Angehörigen oder Arbeitgebern, und eine institutionell vorgegebene disziplinarische Entlassung bei Rückfällen. Zudem sollten keine Expositionsübungen durchgeführt werden, wenn die Therapeutin fürchtet, dass der Patient die Übung nicht ohne Rückfall bewältigen kann. In einem solchen Fall sollte zunächst an einer weiteren Stabilisierung gearbeitet werden. Schließlich sollte die Exposition erst nach Abschluss einer medikamentös unterstützten Entgiftungsbehandlung begonnen werden sollte.

Im Kontext der Essstörungen sollte eine sogenannte Binge-Food-Konfrontation nicht mit untergewichtigen, magersüchtigen Patienten durchgeführt werden. Bei Schwangerschaft und Diabetes bedarf es der Rücksprache mit dem behandelnden Arzt, um etwaige Komplikationen auszuschließen (Jansen, 2005).

4.4.3 Entwicklung des Behandlungsrationals

Die Patienten müssen sehr sorgfältig auf die Exposition vorbereitet werden. Im Unterschied zur Expositionsbehandlung bei Angststörungen sind Cue-Exposure-Verfahren in der Öffentlichkeit nur wenig bekannt und widersprechen zudem dem landläufigen Behandlungsverständnis, wonach sich Alkoholabhängige soweit wie möglich von Risikosituationen fernhalten sollen (Lindenmeyer, 2005). Um Betroffene zur Durchführung von Expositionsübungen zu motivieren, ist es daher zum einen wichtig, das zugrunde liegende Paradigma der Cue-Exposure zu erklären, und zum anderen auf die Unmöglichkeit zu verweisen, alkoholbezogene Stimuli zukünftig vollständig vermeiden zu können. Insbesondere dann, wenn die Betroffenen nicht unter quälendem Alkoholverlangen leiden, ist es darüber hinaus wichtig, auf automatisierte Prozesse der Handlungsregulation zu verweisen, die in Risikosituationen zu erneutem Trinkverhalten führen können – ohne, dass die Betroffenen zuvor Alkoholverlangen erleben (Lindenmeyer, 2005).

Vorstellungsübung

Für die Ableitung des Behandlungsrationals lässt sich – wie bei der Behandlung von Angststörungen (vgl. Kapitel 4.1.3) – ein Gedankenexperiment nutzen (Lindenmeyer, 2016). Die Therapeutin fordert den Patienten hierbei dazu auf, sich eine Risikosituation vorzustellen, in der die wesentlichen Trigger zusammenkommen, sodass es eine hohe Rückfallwahrscheinlichkeit gibt. Der Patient wird sodann angeleitet, sich vorzustellen, was mit seinem Verlangen passiert, wenn er in dieser Situation verharrt, ohne Alkohol zu trinken. Hierzu breitet die Therapeutin mehrere Blätter Papier vor dem Patienten aus, auf denen Zeitverlauf und Verlangen eingetragen werden können.

Stellen Sie sich vor, Sie sind in dieser Situation: Sie hatten Streit mit Ihrer Frau, Sie haben über die Zahlungsaufforderung vom Finanzamt nachgedacht, Sie sind alleine zu Hause, fühlen sich traurig-angespannt und vor Ihnen steht eine Flasche Gin. Sie trinken aber nicht. Wie hoch ist Ihr Verlangen, zu trinken? Welche Symptome bemerken Sie? Was geht Ihnen durch den Kopf? Nun vergeht die Zeit: Wie hoch ist Ihr Verlangen nach 15 Minuten, nach 30 Minuten, nach zwei Stunden usw.?

Ziel ist es, den Patienten selbst entwickeln zu lassen, dass auch starkes Verlangen mit der Zeit abnimmt. Wenn der Patient einen entsprechenden Abfall annimmt, wird dieser kritisch von der Therapeutin geprüft und der Grund der Reduktion wird erfragt. Sodann wird die Vorstellung wiederholt und es wird herausgearbeitet, dass mit wiederholter Konfrontation Verlangen immer weniger und Selbstwirksamkeitserleben immer mehr werden wird:

Wie hoch wäre Ihr Verlangen/Risiko, wenn Sie nach dieser Erfahrung ein zweites Mal genau in dieselbe Situation kommen würden?

Schleuderkursanalogie

In der Konsequenz kann abgeleitet werden, dass eine gezielte Konfrontation der Rückfallprävention dient. Lindenmeyer (2016, S. 88) empfiehlt hierbei eine Analogie zum Schleuderkurs für Autofahrer zu ziehen: *„Ähnlich wie bei einem Autofahrer, der bei einem Schleuderkurs sein Auto absichtlich zum Schleudern bringt, würden auch Sie sich absichtlich in eine echte Versuchungssituation bringen, um zu erfahren und zu üben, wie Sie diese ohne Alkohol meistern.“*

Bei der Entscheidung für oder gegen eine Konfrontation sollte dem Patienten klar sein, dass die Übungen ein tatsächliches Risiko beinhalten, anstrengend sind und seine aktive Mitarbeit erfordern. Um Missverständnissen vorzubeugen, sollten Angehörige zudem über die Behandlungsstrategie aufgeklärt werden. Im Fall, dass der Patient seinen Angehörigen das Behandlungsrational erläutert, ergibt sich auch noch mal die Möglichkeit, zu prüfen, inwieweit der Patient das Rational verstanden hat oder noch offene Fragen bestehen.

4.4.4 Planung der Exposition

Situationshierarchie

Zur Planung der Exposition sollte gemeinsam mit dem Patienten sodann eine Situationshierarchie erstellt werden. In der Hierarchie sollen solche Situationen/Reize aufgenommen werden, die der Patient mit starkem Verlangen/Risiko assoziiert. Aufgelistet werden können sowohl externe Alkohol-Trigger (Getränkesorten, Anblick, Geruch, Konflikte) als auch interne Alkohol-Trigger (Stimmung, Gedanken). Wie bei der Angsthierarchie auch, werden die verschiedenen Stimuli bezüglich ihres Schwierigkeitsgrades von 0 bis 10 eingestuft und in eine Rangreihe gebracht. Vielfach reicht es auch, wenn die Patienten grob zwischen leichten, mittleren und schweren Situationscharakteristika unterscheiden.

4.4.5 Durchführung der Exposition

Bei der ersten Exposition sollte sich der Patient im Therapieraum mit seinem bevorzugten Getränk konfrontieren. Die Exposition sollte nicht unterbrochen werden und so lange andauern, bis der Patient einen deutlichen Abfall der Symptomatik erlebt. Die Therapeutin ermutigt den Patienten, das Lieblingsgetränk von allen Seiten zu betrachten, das Getränk einzuschenken und es an die Nase zu halten, um seinen Geruch einzuatmen. Der Vorgang des Öffnens der Flasche, des Einschenkens und des Ansetzens des Glases wird möglichst lange herausgezögert und der Patient wird angeleitet, alles möglichst intensiv und bewusst zu machen. Während der Exposition sollte es das gemeinschaftliche Ziel von Therapeut und Patient sein, das Verlangen maximal zu steigern. Lindenmeyer (2016, S. 90) empfiehlt die erste Expositionsübung auf die folgende Weise anzuleiten:

Gestaltung der Exposition

Anleitung der ersten Expositionsübung

a) Flasche beschreiben (inkl. Form, Farbe, Etikett etc.): *Betrachten Sie die Flasche genau. Beschreiben Sie, was Sie sehen. Welche Form hat die Flasche? Wie ist die Farbe? Wann haben Sie zuletzt hiervon getrunken? Woran erinnert Sie die Flasche?*
b) Flasche öffnen (mit Fokus auf dem Geräusch beim Öffnen): *Wann haben Sie das Geräusch zuletzt gehört? Wie hört es sich an? Was für Gefühle sind damit verknüpft? Wie riecht es? Gibt es körperliche Empfindungen? Woran*

denken Sie dabei? Ist etwas reizvoll an dem Geruch? Können Sie die Gefühle noch etwas verstärken?

c) Einschenken: *Beschreiben Sie, was Sie sehen. Lauschen Sie auf den Schaum, was ist das für ein Geräusch? Was spüren Sie körperlich? Wie stark ist Ihr Verlangen? Können Sie etwas tun, um das Verlangen zu steigern? Schauen Sie weiter das Glas an.*
d) Nah an das Glas herangehen (die Lippen ansetzen): *Halten Sie das Glas nah an Ihre Nase. Atmen Sie tief ein und saugen Sie den Geruch in sich ein ... noch mal einatmen. Was riechen Sie? Woran erinnert Sie das? Wird Ihnen der Mund wässerig? Was geht Ihnen durch den Kopf? Was spüren Sie körperlich? Wie stark ist Ihr Verlangen? Können Sie das noch steigern? Setzen Sie das Glas einmal an Ihre Lippen. Sie sind dem Getränk ganz nah. Wie fühlt sich das an?*
e) Verlangen steigern, indem beispielsweise gleichzeitig geraucht wird, ein Kaugummi gegessen wird, negative Erlebnisse erinnert werden, Langeweile evoziert wird.

Während der Exposition wird der Patient alle 5 bis 10 Minuten gebeten, sein aktuelles Verlangen auf einer Skala von 0 („gar nicht") bis 100 („extrem") einzuschätzen.

Die Therapeutin muss darauf achten, dass der Patient nicht kognitiv vermeidet oder andere Sicherheitsverhaltensweisen einsetzt. Hierzu fokussiert die Therapeutin den Patienten immer wieder auf alkoholbezogene Sinneseindrücke und das Erleben von Verlangen. Zudem sollte immer wieder gefragt werden, wie sich Verlangen bzw. Versuchung weiter intensivieren bzw. steigern lassen könnten. Bestenfalls wird die Übung so lange durchgeführt, bis die Patienten keinerlei Verlangen mehr erleben, alternativ kann die Exposition auch beendet werden, wenn die Hälfte des ursprünglichen Maximalverlangens erreicht wurde (Conklin & Tiffany, 2002). Eine Expositionsdauer von 50 bis 90 Minuten ist hierfür einzuplanen.

Expositionsdauer

Ist es in einer Situation zum Rückgang von Verlangen gekommen, werden die Erfahrungen und die daraus resultierenden Schlussfolgerungen besprochen:

> Sie haben das wirklich toll gemacht! Wie haben Sie die Übung erlebt? War das eher eine gute oder eine schlechte Erfahrung? Sagen Sie noch mal, was Sie erwartet haben. Was ist tatsächlich passiert? Inwieweit ist das überraschend für Sie? Welchen Schluss ziehen Sie hieraus? Wie fühlen Sie sich jetzt hinsichtlich einer zukünftigen Abstinenz? Hat die Erfahrung Sie unsicherer oder sicherer gemacht?

Es hat sich bewährt, die Expositionsphase eher intensiv zu gestalten und mehrere Expositionssitzungen pro Woche durchzuführen. Rohsenow et al. (1995) empfehlen, insgesamt sechs bis sieben Sitzungen für die Exposition einzuplanen. Dabei bietet es sich an, spätere Konfrontationen auch in Kontexten durchzuführen, die der eigentlichen Trinksituation vergleichbar sind, also beispielsweise zu Hause oder in Kneipen zu konfrontieren. Darüber hinaus sollten die folgenden Konfrontationen zunehmend auch mit anderen Risikobefindlichkeiten bzw. -situationen gekoppelt werden. Lindenmeyer (2016, S. 93) schlägt hierfür verschiedene Varianten vor:

Kombination mit Risikobefindlichkeiten

1. *Alkoholexposition mit Stimmungsinduktion.* Der Patient setzt sich während der Exposition gezielt situativen Stimuli aus, die eine rückfallkritische Stimmung erzeugen, es wird also beispielsweise Traurigkeit erzeugt, indem die Patienten angeleitet werden, über Verlusterlebnisse in ihrem Leben nachzudenken, oder es läuft entsprechende Musik im Hintergrund oder es wird ein trauriger Film geschaut etc.
2. *Alkoholexposition mit Audioaufnahme vom Konfliktgespräch.* Der Patient wird gebeten, ein Gespräch über ein Konfliktthema aufzuzeichnen und sich während der Exposition anzuhören. Alternativ kann ein Konflikt auch in einem Rollenspiel während der Exposition simuliert werden.
3. *Alkoholexposition in sozialer Verführungssituation.* Der Patient sucht Situationen auf, in denen andere Menschen Alkohol trinken bzw. in denen eine große Wahrscheinlichkeit besteht, dass er zum Mittrinken aufgefordert wird.

Vor dem Hintergrund, dass die Therapeutin in der Expositionssituation in der Regel als soziales Korrektiv wahrgenommen wird, ist es wichtig, dass der Patient lernt, Expositionen auch alleine durchzuführen. Im Sinne eines graduierten Vorgehens kann die Therapeutin für die ersten selbstgestalteten Expositionen in der Nähe, wie z. B. im Nachbarzimmer, verfügbar sein. Sobald die Expositionen komplikationsfrei gelaufen sind, kann die Therapeutin vollständig fernbleiben, sollte aber weiterhin (telefonisch) erreichbar sein. Bestenfalls werden darüber hinaus feste Telefonate vor Beginn und nach Abschluss der Exposition vereinbart.

Bei aller Euphorie über gut laufende Expositionen sollte der Patient gleichzeitig dazu angehalten werden, sich nicht zu überfordern und die Möglichkeit zukünftiger Rückfälle nicht aus den Augen zu verlieren. Die Übungen sollten dementsprechend nicht dazu verleiten, dass Patienten sich ständig – und ohne Not – in Risikosituationen hineinbegeben.

4.4.6 Besonderheiten und Umgang mit Schwierigkeiten

4.4.6.1 Schamgefühle

Vielen Patienten erscheint es seltsam und peinlich, sich mit einem Lieblingsgetränk zu konfrontieren – insbesondere dann, wenn Ihnen ein Therapeut dabei zusieht. Zudem haben Sie die Sorge, die Kontrolle zu verlieren. Es hilft, wenn die Therapeutin entsprechendes Erleben normalisiert und deutlich macht, dass die körperlichen Reaktionen bei der Exposition automatisch auftreten und keinerlei Aussage über die Abstinenzmotivation des Betroffenen machen! Die Schamgefühle des Patienten sollten also validiert werden und gleichzeitig sollte mit ruhiger Bestimmtheit zur Durchführung der Übung gelenkt werden.

4.4.6.2 Vorfall während der Übung

Kommt es während der Exposition dazu, dass der Patient beginnt, Alkohol zu trinken, so sollte dies – bei Anwesenheit der Therapeutin – auf freundliche Weise unterbrochen werden. Es empfiehlt sich sodann, die drohende Demoralisierung des Patienten explizit aufzufangen (Lindenmeyer, 2005):

> Die Übungen sind schwer und Sie sind nicht der Erste, bei dem es zum Alkoholkonsum kommt. Es ist sehr gut, dass das passiert, während wir die Übung gemeinsam durchführen. Wir haben nun die Möglichkeit zu üben, wie man mit einem Rückfall umgehen kann. Als Erstes ist es wichtig, dass Sie wieder komplett nüchtern werden und dann sollten wir die Übung gemeinsam wiederholen. Was meinen Sie? (S. 221).

Vorfall vs. Rückfall

An dieser Stelle sollte ggf. auch noch einmal auf den Unterschied zwischen einem Vorfall und einem Rückfall eingegangen werden (vgl. Kapitel 4.1.5.3).

4.4.6.3 Cue-Exposure bei Essstörungen

Während der Cue-Exposure bei Essstörungen werden die Patienten mit jenen Nahrungsmitteln konfrontiert, die sie bei Essanfällen normalerweise zu sich nehmen. Zu Beginn sollte ein Nahrungsmittel eingesetzt werden, welches ein mittleres bis starkes Bedürfnis auslöst. Der Patient wird dann in der Sitzung angeleitet, an dem Lebensmittel zu riechen, daran zu lecken oder eine kleine Ecke abzubeißen, es zu befühlen und zu beschreiben. Dazwischen werden immer wieder Ratings zum Verlangen erfragt. Die Übung wird so lange durchgeführt, bis das Verlangen deutlich gesunken ist. Jansen (2005) gibt als Richtwert an, dass das Verlangen niedriger als 20 % sein oder zumindest die Hälfte des höchsten Standes unterschritten haben sollte, bevor die Expositionsübung beendet wird.

Nach der Exposition werden die nicht weiter verwendbaren Lebensmittel weggeworfen und es wird mit dem Therapeuten überlegt, wie verhindert werden kann, dass die weggeworfene Speise doch noch gegessen wird. Da Essanfälle meistens zu Hause auftreten, ist es unabdingbar, dass auch die Expositionen – nach ersten Durchgängen im Therapieraum – zu Hause ausgeführt werden. Zudem ist darauf zu achten, dass die Expositionsübungen nicht in hungrigem Zustand durchgeführt werden.

5 Neuere Entwicklungen

5.1 Exposition in virtueller Realität

Im Rahmen von *Virtual Reality Exposure Therapien (VRET)* werden Probanden in einer virtuellen Realität, d.h. in einer in Echtzeit computergenerierten, interaktiven virtuellen Umgebung, mit angstauslösenden Reizen konfrontiert. Es erfolgt hierbei sowohl eine visuell, als auch eine akustisch taktile und/oder propriozeptive Stimulation, sodass der Patient möglichst umfassend den Eindruck gewinnt, sich in der tatsächlichen Angstsituation zu befinden. Wie bei anderen Formen der Konfrontation auch geht es darum, dass Angst entsteht und eine Habituation erlebt wird. Entsprechend gestaltet sich die Durchführung einer VRET analog zur In-vivo-Exposition (vgl. Kapitel 4.1). Die meisten Studien zur Effektivität dieser Expositionsform wurden an Patienten durchgeführt, die an spezifischen Phobien (v.a. Flugphobie, Höhenphobie, Spinnenphobie) leiden. In weiteren Studien wurde die Anwendung bei sozialen Phobien, Panikstörung und Agoraphobie sowie posttraumatischen Belastungsstörungen durchgeführt (Meyerbröker & Emmelkamp, 2010). Im Rahmen einer aktuellen Metaanalyse (Opris et al., 2012) zeigte sich, dass VRET als Bestandteil einer Angstbehandlung kurz- und langfristig genauso effektiv ist wie eine klassische kognitiv-verhaltenstherapeutische Angstbehandlung. Bei Nutzung von Verhaltenstests im Anschluss an die Behandlung schnitten die Patienten, die in der virtuellen Realität konfrontiert wurden, im Übrigen nicht schlechter ab als die klassisch behandelten Patienten. Schließlich fanden sich auch keine Unterschiede in den Abbruchraten. Vor dem Hintergrund, dass die meisten Untersuchungen an spezifischen Phobien durchgeführt wurden, verbietet sich bislang allerdings eine unkritische Übertragung der Befundmuster auf andere Angststörungen. In einer aktuellen, methodisch gut umgesetzten Vergleichsstudie erwies sich die VRET-Behandlung einer expositionsbasierten Behandlung der sozialen Phobie beispielsweise als deutlich unterlegen (Kampmann et al., 2016).

VRET ist effektiv

Vorteile von VRET

Virtual Reality Expositionen bringen gleichwohl verschiedene Vorteile mit sich: Die Behandlung kann im therapeutischen Setting durchgeführt werden und ist damit sehr gut kontrollierbar. Es lassen sich besonders ängstigende Aspekte einer Situation überdies immer wieder darbieten, wie z.B. Start- und Landemanöver bei der Behandlung einer Flugphobie. Darüber hinaus stellt die VRET bei der Behandlung mancher Störungsbilder – wie z.B. der Flugphobie – sicherlich eine kostengünstige Alternative zur In-vivo-Behandlung dar. Schlussendlich lassen sich Virtual Reality Expositionen – im Sinne eines graduierten Vorgehens – bei besonders ängstlichen Patienten auch nutzen, um eine In-vivo-Exposition anzubahnen.

Nachteile von VRET

Einer weitreichenden Implementierung in der klinischen Praxis stehen aber natürlich die Anschaffungskosten der entsprechenden Hard- und Software entgegen. Gerade bei der Behandlung verschiedener spezifischer Phobien, wie z.B. der Spinnen- oder Höhenphobie, stehen Kosten- und Nutzen der VRET offensichtlich in keinem guten Verhältnis zueinander. Ein weiterer Nachteil besteht darin, dass es beim Eintauchen in die virtuelle Realität zu temporären Beschwerden kommen kann, die der Seekrankheit ähneln und als Virtuelle Realitäts-Krankheit oder Simulator-Krankheit bezeichnet werden. Gängige Symptome sind Unwohlsein, Kopfschmerz, Übelkeit, Müdigkeit, Apathie und Bewegungsinstabilität. Die Symptome dauern zumeist nur eine Zeitlang fort, nachdem die virtuelle Realität verlassen wurde.

5.2 Enhancement-Strategien

In den vergangenen Jahren wurde vermehrt untersucht, ob der gezielte Einsatz von Medikamenten, die das Extinktionslernen unterstützen – ohne eine anxiolytische Wirkung zu haben – die Effekte einer Expositionsbehandlung verbessern können. Untersucht wurde der Einsatz diverser Substanzen. Im Folgenden wird beispielhaft auf die Befundlage zur Nutzung von D-Cycloserin und Glucocorticoiden eingegangen.

5.2.1 D-Cycloserine

DCS Applikation

Eine Vielzahl von tierexperimentellen Studien weist darauf hin, dass Extinktionslernen (vgl. Kapitel 2.4) durch die Funktion der N-Methyl-D-Aspartat (NMDA)-Rezeptoren in der Amygdala reguliert wird und sich folglich über die pharmakologische Manipulation der NMDA-Rezeptorfunktion beeinflussen lässt. Als effektiver Extinktionsverstärker hat sich der partielle NMDA-Rezeptor-Agonist D-Cycloserin (DCS) erwiesen: Im Humanbereich zeigen erste Anwendungen, dass sich der Therapieerfolg durch die gezielte Gabe von DCS möglicherweise steigern lässt (Hofmann, 2014). Um die Wirkungsphase von DCS auf die NMDA-Rezeptoren (vier bis sechs Stunden nach Einnahme) optimal abzupassen, sollte DCS ca. eine bis zwei Stunden vor Beginn der Exposition oral eingenommen werden. Es sollten überdies eher kleine Dosen (50 bis 125 mg) eingenommen werden und die Patienten sollten zeitgleich keine andere Medikation erhalten (Hofmann, 2014). Während eine frühe Metaanalyse über acht klinische Studien einen sehr deutlichen Effekt der

DCS-Augmentation zeigen konnte (*d*=60; Norberg et al., 2008), finden sich in neueren Metaanalysen keine entsprechend großen Effekte mehr (Otto et al., 2016). Otto et al. (2016) erklären die dokumentierte Abnahme der DCS-Effektivität damit, dass in frühen Studien oftmals nur Ultrakurzbehandlungen untersucht wurden, während in späteren Untersuchungen Behandlungen mit größerer Sitzungszahl betrachtet wurden. Es scheint nun so zu sein, dass sich durch die DCS-Gabe die Therapieansprache beschleunigen – aber nicht grundsätzlich verbessern – lässt. Entsprechend findet sich nur bei kurzen Therapien eine Überlegenheit der DCS-Gabe gegenüber einer Placebo-Gabe. Eine DCS-Augmentation bringt also v.a. am Therapiebeginn klare Vorteile mit sich. Möglicherweise stellt eine entsprechende Augmentation darüber hinaus eine hilfreiche Unterstützung für solche Patienten dar, die nur langsam auf eine Expositionstherapie ansprechen.

Vorteile zu Therapiebeginn

Nebenwirkungen

Allerdings ist im Hinblick auf mögliche unerwünschte Nebenwirkungen Vorsicht geboten. Aufgrund der gedächtniserweiternden Funktion von DCS scheinen nur diejenigen Patienten einen Vorteil von einer Augmentation zu haben, die am Ende einer Expositionssitzung niedrige Angstwerte berichten. In diesem Sinne fanden Smits und Kollegen (2013) an einer Stichprobe von 145 Patienten mit Sozialer Angststörung eine signifikante Wechselwirkung zwischen der Einnahme von DCS (vs. Placebo) und dem subjektiven Angstniveau der Patienten (hoch vs. niedrig) zum Ende der Expositionssitzung. Während die DCS-Einnahme bei Patienten mit niedrigem Angstniveau zu einer verbesserten Symptomatik in der darauffolgenden Sitzung führte, blieb dieser Effekt bei Patienten mit hohem Angstniveau aus. Vielmehr zeigte diese Gruppe bei Einnahme von DCS sogar eine geringere Symptomverbesserung als die Placebo-Gruppe. DCS scheint gute Expositionen noch besser zu machen und schlechte Expositionen schlechter (Hofmann, 2014). Vor diesem Hintergrund könnte es günstiger sein, DCS erst nach einer Exposition und in Abhängigkeit vom Expositionserfolg einzusetzen. Studien zu einem solchen differenziellen Einsatz laufen derzeit.

Schlussendlich erwies sich die DCS-Augmentation bei Anwendung im Kontext anderer Störungsbilder, wie z.B. der Cue-Exposure bei Suchterkrankungen, als weitgehend wirkungslos (Otto et al., 2016). Allerdings wurde in diesen Studien oftmals nicht ausreichend sichergestellt, dass die Probanden außerhalb der Expositionen tatsächlich abstinent sind, sodass Rekonditionierungseffekte nicht ausgeschlossen sind. Hier bedarf es weiterer Untersuchungen an vollständig abstinenten Probandengruppen.

Zusammengefasst scheint eine DCS-Augmentation unter Beachtung diverser Rahmenbedingungen eine Beschleunigung des Therapieerfolgs mit sich zu bringen. Es bedarf allerdings der fortgesetzten Forschungsaktivität, bevor eine Nutzung im klinischen Alltag denkbar wird.

5.2.2 Glucocorticoide

Eine alternative Möglichkeit zur Verstärkung der Expositionswirkung über die pharmakologische Manipulation der NMDA-Rezeptorfunktion bieten Glucocorticoide (Cortisol, Corticosteron). Glucocorticoide werden im Rahmen der körperlichen Reaktion auf Stress ausgeschüttet. Während sie bei chronischem Stress gedächtniseinschränkende Wirkung zeigen, können sie bei akuter Ausschüttung gedächtnisfördernde Effekte haben (Otto et al., 2010). Otto und Kollegen (2010) vertreten die Annahme, dass die Ausschüttung des Stresshormons Cortisol wahrend der Exposition entscheidend für den Therapieerfolg ist. Diese Annahme steht in Übereinstimmung mit der Hypothese, dass für eine erfolgreiche Exposition die emotionale Aktivierung des Patienten notwendig ist (Foa & Kozak, 1986), und wird durch Befunde gestützt, die zeigen, dass während der Konfrontation mit angstbesetzten Stimuli Cortisol ausgeschüttet wird.

Studienlage

Erste Studien mit Phobie-Patienten haben geprüft, ob sich die positive Wirkung von Glucocorticoiden auf das Extinktionsgedächtnis durch die orale Einnahme von Cortisol vor Beginn der Exposition noch verstärken lässt. So fanden de Quervain und Kollegen (2011) in einer randomisierten kontrollierten Doppelblind-Studie, dass Patienten mit Höhenphobie drei bis fünf Tage nach der letzten von insgesamt drei Konfrontationssitzungen (in virtueller Realität) im Vergleich zur Placebo-Gruppe einen signifikant stärkeren Rückgang ihrer phobischen Angst berichteten, wenn sie zuvor Cortisol (20 mg) eingenommen hatten. Dieser Effekt erwies sich im einmonatigen Nachuntersuchungszeitraum als stabil. Soravia et al. (2014) konnten einen entsprechenden Effekt in der Behandlung von Spinnenphobien zeigen: Im Anschluss an zwei gruppentherapeutische In-vivo-Konfrontationssitzungen zeigten die Probanden, die zuvor Cortisol eingenommen hatten, zum Nachuntersuchungszeitpunkt einen stärkeren Rückgang selbstberichteter Spinnenangst und eine geringe physiologische Reaktivität bei einer Spinnenkonfrontation als die Patienten, die einen Placebo erhalten hatten.

Natürliche Cortisolschwankungen

Vor dem Hintergrund dieser Studien und der Tatsache, dass der Cortisolspiegel im Tagesverlauf schwankt, sind Lass-Hennemann und Michael (2014) der Frage nachgegangen, ob sich die Durchführung von Expositionssitzungen zu verschiedenen Tageszeiten differenziell auswirkt. Im Rahmen ihrer Untersuchung wurden Spinnenphobiker – nach randomisierter Zuteilung – entweder morgens (wenn der endogene Cortisolspiegel hoch ist) oder abends (wenn der endogene Cortisolspiegel niedrig ist) behandelt. Im Sinne der Erwartung zeigte sich, dass die Probanden der „Morgengruppe“ zum Therapieende und bei der Nachuntersuchung einen Monat später weniger Vermeidung in einem Verhaltenstest zeigten als Probanden der „Abendgruppe“. Die Ergebnisse deuten darauf hin, dass sich bereits natürliche Variationen des Cortisolspiegels als Extinktionsverstärker eignen.

Vorbehaltlich weiterer bestätigender Befunde könnten sich insbesondere aus dem zuletzt genannten Befund unmittelbare – und nebenwirkungsfreie – Konsequenzen für die Gestaltung von Expositionen ergeben.

6 Effektivität und empirische Evidenz

Die kognitiv-verhaltenstherapeutische Angstbehandlung hat sich gegenüber verschiedenen Kontrollbehandlungen (Warteliste, Placebo-Psychotherapie) als hocheffektiv erwiesen (Olatunji, Cisler & Deacon, 2010). Bei einer heterogenen Gesamtbefundlage zeigte sich die kognitiv-verhaltenstherapeutische Akutbehandlung zudem als gleichermaßen effektiv wie eine Pharmakotherapie (Cuijpers et al., 2013). Während eine Kombinationsbehandlung, bestehend aus Psycho- und Pharmakotherapie, einer reinen Psychotherapie kurzfristig überlegen zu sein scheint, bringt die medikamentöse Augmentation sechs Monate nach Therapieende keinen zusätzlichen Gewinn mehr mit sich (Hofmann, Sawyer, Korte & Smits, 2009).

Vor dem Hintergrund der großen Heterogenität kognitiv-verhaltenstherapeutischer Behandlungsprogramme stellt sich nun die Frage danach, welche Behandlungselemente besonders effektiv bzw. essenziell sind. Dieser Frage gingen Ruhmland und Margraf (2001a, 2001b, 2001c) in einer Reihe von Metaanalysen nach. Im Rahmen dieser Arbeit nahmen die Autoren u. a. eine Differenzierung anhand des Anteils kognitiver Therapieelemente vor und unterschieden eine kognitiv-verhaltenstherapeutische Behandlung (KVT), die sowohl kognitive als auch konfrontative Elemente enthält, von einer reinen kognitiven Therapie (KT) und einer reinen Verhaltenstherapie (VT), d. h. einer Expositionsbehandlung ohne kognitive Therapieanteile. Betrachtet wurden jeweils Prä-Post-Effektstärken (within-ES) in verschiedenen Kategorien von Therapieerfolg (vgl. Abbildung 8).

Panikstörung mit Agoraphobie

In der Behandlung der *Panikstörung mit Agoraphobie* erzielt die Konfrontation in vivo zu allen Untersuchungszeiträumen die höchsten Effekte bezogen auf die Verbesserung der Hauptsymptomatik. Diese Effekte liegen nach Therapie und auch nach bis zu sechs Monaten signifikant über den Effektstärken von kognitiv-behavioraler Therapie, die in der Rangreihe der erfolgreichen Behandlungen nach Konfrontation in vivo an zweiter Stelle folgt. Betrachtet man lediglich die Behandlungserfolge bezogen auf die Anzahl an Panikanfällen, stellt sich das Bild differenzierter dar: Zwar erreicht Konfrontation in vivo den höchsten Effekt nach Therapieende, dieser unterscheidet sich aber nicht signifikant von dem kognitiv-behavioraler Therapie. Auch sinkt die Effektstärke sechs Monate nach Therapieende deutlich ab, während sie für kognitiv-behaviorale Therapie stabil bleibt. Es lässt sich mutmaßen, dass die Konfrontation in vivo hauptsächlich auf die Reduktion agoraphobischer Symptomatik wirkt, während bei Panikanfällen die Einbeziehung kognitiver Elemente für einen dauerhaften Therapieerfolg sinnvoll sein könnte (Ruhmland & Margraf, 2001c). Mitte (2005) konnte jedoch keinen Unterschied in der Effektivität kognitiv-behavioraler und behavioraler Therapie bei Panikstörung mit/ohne Agoraphobie ausmachen – die Ergänzung der Exposition um kognitive Methoden brachte in dieser Analyse also keinen Mehrgewinn mit sich. Allerdings zeigte sich eine kognitiv-behaviorale Therapie der angewandten Entspannung bzw. progressiven Musekelentspannung deutlich überlegen (Siev & Chambless, 2007). Und auch die Ergänzung der Exposition um Atemtrainings oder progressive Muskelentspannung scheint nicht mit einer Effektivitätssteigerung einherzugehen (Meuret et al., 2012). Grundsätzlich erwiesen sich Behandlungsarten, die Exposition beinhalten, als effektiver als Behandlungen ohne Konfrontationselemente (Sanchez-Meca et al., 2010).

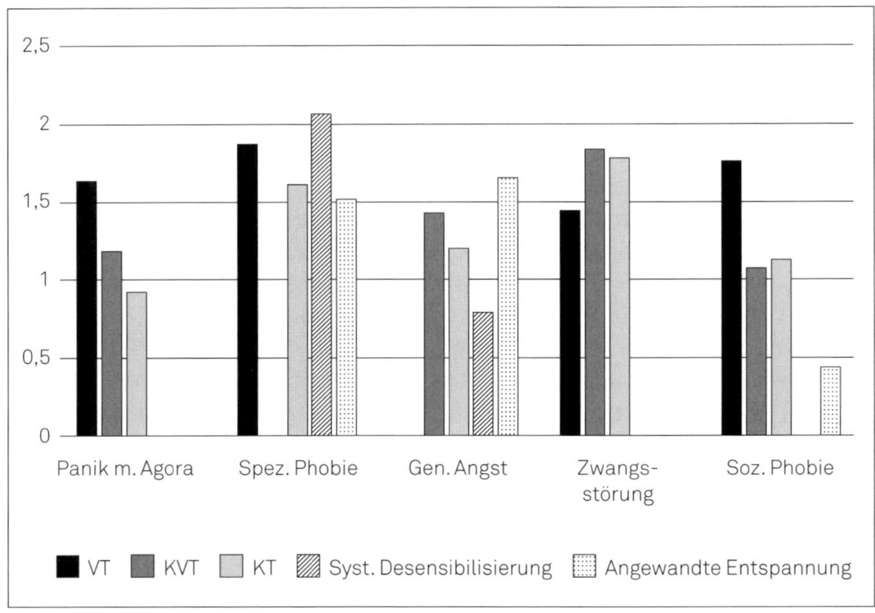

Abbildung 8: Effektstärken für die Hauptsymptomatik zu Therapieende (nach Ruhmland & Margraf, 2001a, 2001b, 2001c)

Spezifische Phobie

Hinsichtlich der Behandlung von *spezifischen Phobien* fanden Ruhmland und Margraf (2001a) keine signifikanten Unterschiede zwischen vier aktiven Behandlungsarten, sodass davon ausgegangen werden kann, dass man sowohl durch Desensibilisierung, als auch durch reine Konfrontation, angewandte Anspannung oder angewandte Entspannung zu sehr guten Behandlungsergebnissen bei spezifischen Phobien kommen kann. Einzig eine reine Informationsvermittlung und Stressmanagement waren einer Wartelistenkontrollgruppe nicht überlegen. In Nachuntersuchungszeiträumen von bis zu 14 Monaten erwiesen sich die Therapieergebnisse von Konfrontation, angewandter Entspannung und angewandter Entspannung in Kombination mit angewandter Anspannung überdies als stabil. Grundsätzlich muss allerdings angemerkt werden, dass sich nur die Konfrontation in einem breiteren Anwendungsfeld als sehr wirksam erwiesen hat: Sowohl bei Tierphobien, als auch bei Klaustrophobie, Höhenphobie und Blutphobie wurden hier sehr gute Wirkungen erzielt. Das Anwendungsfeld der Angewandten Entspannung/Anspannung ist hingegen eng gesteckt. Im Rahmen einer aktuellen Metaanalyse konnten Wolitzky-Taylor et al. (2008), zeigen, dass Behandlungen, die In-vivo-Konfrontation enthalten, kurzfristig effektiver sind als Behandlungen, die keine In-vivo-Exposition (aber möglicherweise andere Formen der Exposition) beinhalten. Dieser Effektivitätsunterschied verliert sich jedoch im Nachuntersuchungszeitraum. Grundsätzlich erwiesen sich Therapien, die irgendeine Form von Exposition beinhalteten, aber als kurz- und langfristig effektiver denn Therapien ohne Exposition.

Generalisierte Angststörung

In der Behandlung der *generalisierten Angststörung* wurden bislang v. a. kognitiv-verhaltenstherapeutische Kombinationsbehandlungen und angewandte Entspannung untersucht (Cuijpers et al., 2014), sodass sich keine Aussage über den relativen Nutzen eines rein expositionsbasierten Vorgehens machen lässt. Das hier vorgestellte Verfahren der Sorgenkonfrontation wurde in bislang einer randomisiert-kontrollierten Studie untersucht (Hoyer et al., 2009): Im Rahmen dieser Untersuchung wurden 73 Patienten entweder mit Sorgenexposition oder mit angewandter Entspannung behandelt. Es zeigte sich, dass beide Behandlungsformen mit einer signifikanten Abnahme ängstlicher und depressiver Symptome assoziiert waren und dass die erreichten Verbesserungen über einen Nachuntersuchungszeitraum von 12 Monaten stabil waren. Allerdings fanden sich – wie beim Vergleich kognitiv-behavioraler Therapie und angewandter Entspannung (Siev & Chambless, 2007) – keine Effektivitätsunterschiede zwischen den beiden Behandlungsarten. Zudem lagen die Effektstärken und die Responderraten unter denen, die zum Teil in anderen Studien gefunden wurden (Cuijpers et al., 2014). Entsprechend empfehlen Hoyer et al. (2009) die Sorgenexposition mit anderen Behandlungselementen zu kombinieren.

Zwangsstörungen

Zwangsstörungen lassen sich der Metaanalyse von Ruhmland und Margraf (2001a) zu Folge sowohl mit Konfrontation als auch mit kognitiv-behavioraler Therapie wirksam behandeln. Die sehr guten Effekte bleiben auch in Nachuntersuchungen von bis zu zwei Jahren nach Therapieende stabil. Im Vergleich beider Behandlungsarten finden sich – in Bezug auf die Hauptsymptomatik – keine signifikanten Unterschiede. Aktuelle Metaanalysen (Olatunji, Davis, Powers & Smits, 2013; Rosa-Alcazar et al., 2008) kommen zu einem vergleichbaren Ergebnis: Exposition mit Reaktionsverhinderung, kognitive Therapie und die Kombination aus kognitiven Techniken und Exposition mit Reaktionsverhinderung sind gleichermaßen effektiv in der Behandlung der Zwangssymptomatik. Hinsichtlich der Konfrontationsgestaltung scheint es von Vorteil zu sein, In-vivo-Expositionen mit imaginativer Exposition zu kombinieren. Darüber hinaus werden bessere Ergebnisse erzielt, wenn Therapeuten die Expositionen begleiten und nicht ausschließlich selbstgeleitete Expositionen durchgeführt werden (Rosa-Alcazar et al., 2008).

Soziale Phobie

Die Ergebnisse der Metaanalyse von Ruhmland und Margraf (2001b) zur Behandlung der *sozialen Phobie* sprechen für eine gute und dauerhafte Verbesserung der Symptomatik durch Konfrontation, kognitiv-behaviorale Therapie und kognitive Therapie. Unterschiede zwischen verschiedenen kognitiv-verhaltenstherapeutischen Behandlungsarten fanden sich weder in dieser, noch in zwei aktuelleren Metaanalysen (Acarturk et al., 2009; Powers, Sigmarsson & Emmelkamp, 2008). Werden allerdings nur solche Studien herangezogen, in denen ein kognitiver Therapieansatz unmittelbar mit einer Expositionstherapie verglichen wird, dann findet sich kurz- wie auch langfristig eine Überlegenheit der kognitiven Therapie (Ougrin, 2011) – dies mag mit den in Kapitel 4.1.6.4 beschrieben Schwierigkeiten bei der Konfrontation mit sozialen Situationen zusammenhängen. Es braucht allerdings weiterer Studien, bevor sich sichere Schlüsse ziehen lassen. Grundsätzlich sind Behandlungen der sozialen Phobie im Einzelsetting gleichermaßen effektiv wie Behandlungen im Gruppensetting (Acarturk et al., 2009).

Posttraumatische Belastungsstörung

Hinsichtlich der *posttraumatischen Belastungsstörung* ist die prolongierte Expositionstherapie von Foa und Kolleginnen (2014) das am meisten untersuchte Verfahren. Im Rahmen einer metaanalytischen Studie konnten Powers et al. (2010) zeigen, dass die prolongierte Expositionstherapie kurz- und langfristig wesentlich effektiver ist als verschiedene Kontrollbedingungen – und dies sowohl beim Therapieende als auch bei späteren Nachuntersuchungen. Eine Überlegenheit gegenüber anderen aktiven Behandlungsarten, wie z. B. der kognitiven Therapie, fand sich hingegen nicht. In diesem Sinne konnten Foa et al. (2005) zeigen, dass eine Augmentation der prolongierten Expositionstherapie um kognitive Behandlungsanteile keinen Effektivitätszuwachs mit sich bringt. Auch in einer anderen Metaanalyse konnten keine Effektivitätsunterschiede zwischen Exposition, kognitiver Therapie und kognitiver Verhaltenstherapie ausgemacht werden (Bradley et al., 2005). Unabhängig von der Behandlungsform fanden sich jedoch sehr gute Therapieergebnisse, so erfüllten 67 % derjenigen, die eine Behandlung beendeten, zum Therapieende nicht mehr die Kriterien einer posttraumatischen Belastungsstörung. Interessanterweise zeigte sich überdies, dass Publikationsjahr und Therapieeffekt positiv miteinander korrelieren, d. h. dass die Behandlung der posttraumatischen Belastungsstörung mit der Zeit immer effektiver geworden ist.

Imaginatives Nacherleben im Kontext psychotischer Störungen

Im Rahmen einer groß angelegten randomisiert-kontrollierten Studie konnten van den Berg und Kollegen (2015) zeigen, dass sich eine traumafokussierte Behandlung auch dann sicher und effektiv umsetzen lässt, wenn Patienten neben einer posttraumatischen Belastungsstörung unter einer psychotischen Störung leiden. Zu Studienbeginn wurden die 155 Patienten einer von drei Behandlungsbedingungen zugeteilt: (1) Prolongierte Expositionstherapie (n=53), (2) EMDR (n=55), (3) Wartekontrollbedingung (n=47). In den aktiven Behandlungsbedingungen wurden jeweils acht ambulante Einzeltherapiesitzungen à 90 Minuten durchgeführt. Die Behandlungen erfolgten anhand eines Manuals und umfassten keinerlei stabilisierende Therapieelemente. Neben der traumafokussierten Behandlung stand es den Patienten allerdings offen, weitere Therapieangebote wahrzunehmen.

Alle Patienten erfüllten zu Therapiebeginn die Kriterien einer posttraumatischen Belastungsstörung, wobei wiederholte sexuelle Misshandlungen im Kindesalter die häufigste Form der Traumatisierung darstellten. 60 % erfüllten die Kriterien einer Schizophrenie, 30 % die Kriterien einer schizoaffektiven Störung. Akutes Wahnerleben wurde zu Therapiebeginn von 60 % der Patienten berichtet und 40 % gaben an, unter akustischen Halluzinationen zu leiden.

Zum Therapieende kam es in den beiden aktiven Behandlungsbedingungen zu einem hochsignifikanten Symptomrückgang: 56 % der Patienten, die mit prologierter Exposition behandelt wurden, erfüllten zum Therapieende nicht mehr die Kriterien einer posttraumatischen Belastungsstörung und 28 % erreichten einen Zustand der Vollremission. In der EMDR-Bedingung erfüllten 60 % zum Therapieende nicht mehr die Kriterien einer posttraumatischen Belastungsstörung und 16 % erreichten einen Zustand der Vollremission. Die Abbruchrate war vergleichsweise niedrig und differierte nicht zwischen der prolongierten Exposition (24,5 %) und EMDR (20 %). Die Behandlungseffekte waren über den Nachuntersuchungszeitraum von sechs Monaten stabil.

Diese Ergebnisse belegen sehr eindrucksvoll, dass eine psychotische Störung nicht nur keine Kontraindikation für eine expositionsbasierte Traumatherapie darstellt, sondern vielmehr eine hocheffektive Behandlung posttraumatischer Belastungsstörungen im Kontext komorbider psychotischer Störungen ermöglicht!

Konfrontationsbehandlungen weisen insgesamt eine sehr gute Akzeptanz durch die behandelten Patienten auf. Im Rahmen der Metaanalysen von Ruhmland und Margraf (2001a, 2001b, 2001c) zeigte sich eine Abbruchquote von 11 % bei sozialer Phobie, von 1 % bei spezifischen Phobien, von 14 % bei Zwangsstörungen und von 17 % bei Panikstörung mit Agoraphobie. Die Abbruchsquoten sind damit nicht höher als bei anderen Behandlungsformen.

Im Unterschied zur Konfrontationsbehandlung bei Angststörungen wurde die Effektivität von Cue-Exposure-Verfahren in der Suchttherapie nur selten untersucht. In einer Metaanalyse von Conklin und Tiffany (2002) fand sich keine Überlegenheit von Cue-Exposure gegenüber einer Kontrollbedingung. Bei genauerer Betrachtung zeigt sich allerdings, dass Cue-Exposure in der Behandlung von Alkoholabhängigen moderate Effekte aufweist, während sich für andere Suchterkrankungen kein entsprechender Effekt zeigt. In diesem Sinne kommen auch Ferguson und Shiffman (2009) zu dem Schluss, dass sich Cue-Exposure-Verfahren in der Raucherentwöhnung bislang nicht bewähren konnten. In der Behandlung von Essstörungen lassen positive Forschungsergebnisse eine effektive Wirksamkeit der Reizexposition erkennen. Hier fehlt es allerdings bislang an randomisiert-kontrollierten Studien an ausreichend großen Samples, sodass derzeit keine abschließende Aussage getroffen werden kann (Jansen, 2005).

Alkoholabhängigkeit

Essstörungen

Abschließend lässt sich festhalten, dass sich die Expositionsbehandlung in der Therapie diverser Störungsbilder bewährt hat. In vielen Fällen zeigte sich überdies, dass verschiedene Formen von Exposition gleichermaßen wirksam sind und dass die Ergänzung der Exposition um weitere Behandlungselemente, wie kognitive Umstrukturierung oder angewandte Entspannung, keinen zusätzlichen Effekt mit sich bringt. Mit der Exposition steht dem Praktiker somit eine relativ einfache, aber hocheffektive Interventionsmethode zur Verfügung. Es bleibt zu hoffen, dass Expositionsverfahren in der Praxis zunehmend die Rolle spielen werden, die ihnen zukommt.

7 Literatur

Abramowitz, J.S., Deacon, B.J. & Whiteside, S.P.H. (2012). *Exposure therapy for anxiety disorders*. New York: Guilford.

Acarturk, C., Cuijpers, P., van Straten, A. & de Graaf, R. (2009). Psychological treatment of social anxiety disorder: a meta-analysis. *Psychological Medicine, 39,* 241–254. http://doi.org/10.1017/S0033291708003590

Antony, M.M., Ledley, D.R., Liss, A. & Swinson, R.P. (2006). Responses to symptom induction exercises in panic disorder. *Behaviour Research and Therapy, 44,* 85–98. http://doi.org/10.1016/j.brat.2004.12.005

Bandura, A. (1977). Self-efficacy. Toward a unifying theory of behavior change. *Psychological Reviews, 84,* 191–215. http://doi.org/10.1037/0033-295X.84.2.191

Barlow, D.H., Gorman, J.M., Shear, K. & Woods, S.W. (2000). Cognitive-behavioral therapy, imipramine, or their combination for panic disorder. *Journal of the American Medical Association, 283,* 2529–2535. http://doi.org/10.1001/jama.283.19.2529

Becker, C., Zayfert, C. & Anderson, E. (2004). A survey of psychologists' attitudes towards and utilization of exposure therapy for PTSD. *Behaviour Research and Therapy, 42,* 277–292. http://doi.org/10.1016/S0005-7967(03)00138-4

Becker, E.S. & Margraf, J. (2016). *Generalisierte Angststörung*. Weinheim: Beltz.

Bennett-Levy, J., Butler, G., Fennell, M., Hackmann, A., Mueller, M. & Westbrook, D. (2004). *Oxford guide to behavioural experiments in cognitive therapy*. Oxford: Oxford University Press. http://doi.org/10.1093/med:psych/9780198529163.001.0001

Böhm, K., Förstner, U., Külz, A. & Voderholzer, U. (2008). Versorgungsrealität der Zwangsstörungen: Werden Expositionsverfahren eingesetzt? *Verhaltenstherapie, 18,* 18–24. http://doi.org/10.1159/000115956

Borkovec, T.D., Robinson, E., Pruzinsky, T. & DePree, J. (1983). Preliminary exploration of worry: some characteristics and processes. *Behaviour Research and Therapy, 21,* 9–16. http://doi.org/10.1016/0005-7967(83)90121-3

Bouton, M.E. (2002). Context, ambiguity, and unlearning: Sources of relapse after behavioral extinction. *Biological Psychiatry, 52,* 976–986. http://doi.org/10.1016/S0006-3223(02)01546-9

Bradley, R., Greene, J., Russ, E., Dutra, L. & Westen, D. (2005). A multidimensional meta-analysis of psychotherapy for PTSD. *American Journal of Psychiatry, 162,* 214–227. http://doi.org/10.1176/appi.ajp.162.2.214

Conklin, C.A. & Tiffany, S.T. (2002). Applying extinction research and theory to cue exposure addiction treatments. *Addiction, 97,* 155–167. http://doi.org/10.1046/j.1360-0443.2002.00014.x

Craske, M.G., Treanor, M., Conway, C.C., Zbozinek, T. & Vervliet, B. (2014). Maximizing exposure therapy: An inhibitory learning approach. *Behaviour Research and Therapy, 58,* 10–23. http://doi.org/10.1016/j.brat.2014.04.006

Cuijpers, P., Sijbrandij, M., Koole, S.L., Andersson, G., Beekman, A.T. & Reynolds, C.F., III. (2013). The efficacy of psychotherapy and pharmacotherapy in treating depressive and anxiety disorders: a meta-analysis of direct comparisons. *World Psychiatry, 12,* 137–148. http://doi.org/10.1002/wps.20038

Cuijpers, P., Sijbrandij, M., Koole, S.L., Huibers, M., Berking, M. & Andersson, G. (2014). Psychological treatment of generalized anxiety disorder: a meta-analysis. *Clinical Psychology Review, 34,* 130–140. http://doi.org/10.1016/j.cpr.2014.01.002

Deacon, B.J., Farrell, N.R., Kemp, J.J., Dixon, L.J., Sy, J.T., Zhang, A.R. & McGrath, P.B. (2013). Assessing therapist reservations about exposure therapy for anxiety disorders: The therapist beliefs about Exposure Scale. *Journal of Anxiety Disorders, 27,* 722–780. http://doi.org/10.1016/j.janxdis.2013.04.006

Deacon, B.J., Kemp, J.J., Dixon, L.J., Sy, J.T., Farrel, N.R. & Zhang, A.R. (2013). Maximizing the efficacy of interoceptive exposure by optimizing inhibitory learning: A randomized controlled trial. *Behaviour Research and Therapy, 51,* 588–596. http://doi.org/10.1016/j.brat.2013.06.006

Deacon, B.J., Lickel, J.J., Farrell, N.R., Kemp, J.J. & Hipol, L.J. (2013). Therapist perceptions and delivery of interoceptive exposure for panic disorder. *Journal of Anxiety Disorders, 27,* 259–264. http://doi.org/10.1016/j.janxdis.2013.02.004

De Quervain, D., Bentz, D., Michael, T., Bolt, O.C., Wiederhold, B.K., Margra, J. & Wilhelm, F.H. (2011). Glucocorticoids enhance extinction-based psychotherapy. *PNAS, 108,* 6621–6625. http://doi.org/10.1073/pnas.1018214108

Ehlers, A. (1999). *Posttraumatische Belastungsstörungen.* Göttingen: Hogrefe.

Ehlers, A., Bisson, J., Clark, D.M., Creamer, M., Pilling, S., Richards, D. et al. (2010). Do all psychological treatments really work the same in posttraumatic stress disorder? *Clinical Psychology Review, 30,* 269–276. http://doi.org/10.1016/j.cpr.2009.12.001

Ehlers, A. & Clark, D.M. (2000). A cognitive model of posttraumatic stress disorder. *Behaviour Research and Therapy, 38,* 319–345. http://doi.org/10.1016/S0005-7967(99)00123-0

Ferguson, S.G. & Shiffman, S. (2009). The relevance and treatment of cue-induced cravings in tobacco dependence. *Journal of Substance Abuse Treatment, 36,* 235–243. http://doi.org/10.1016/j.jsat.2008.06.005

Foa, E.B., Hembree, E. A, Cahill, S.P., Rauch, S.A.M., Riggs, D.S., Feeny, N.C. & Yadin, E. (2005). Randomized trial of prolonged exposure for PTSD with and without cognitive restructuring: Outcome at academic and community clinics. *Journal of Consulting and Clinical Psychology, 73,* 953–964. http://doi.org/10.1037/0022-006X.73.5.953

Foa, E.B., Hembree, E.A. & Rothbaum, B.O. (2014). *Handbuch der prolongierten Exposition.* Lichtenau: Probst.

Foa, E.B. & Kozak, M.J. (1986). Emotional processing of fear: Exposure to corrective information. *Psychological Bulletin, 99,* 20–35. http://doi.org/10.1037/0033-2909.99.1.20

Freud, S. (1895). *Gesammelte Werke* (Bd. 12). London: Imago.

Goethe, J.W. (1970). *Dichtung und Wahrheit.* Frankfurt: Insel.

Hembree, E.A., Rothbaum, B.O. & Foa, E.B. (2013). Expositionsfokussierte Therapie der posttraumatischen Belastungsstörung. In A. Maercker (Hrsg.), *Posttraumatische Belastungsstörungen* (S. 223–237). Berlin: Springer.

Hofmann, S.G. (2014). D-cycloserine for treating anxiety disorders: Making good exposures better and bad exposures worse. *Depression and Anxiety, 31,* 175–177. http://doi.org/10.1002/da.22257

Hofmann, S.G., Korte, K. & Smits, J.A. (2009). Is it beneficial to add pharmacotherapy to cognitive-behavioral therapy when treating anxiety disorders. *International Journal of Cognitive Therapy, 2,* 160–175. http://doi.org/10.1521/ijct.2009.2.2.160

Hogan, R.A. (1968). The implosive technique. *Behaviour Research and Therapy, 6,* 423–431. http://doi.org/10.1016/0005-7967(68)90022-3

Hoyer, J., Beesdo, K., Gloster, A.T., Runge, J., Höffler, M. & Becker, E.S. (2009). Worry exposure versus applied relaxation in the treatment of generalized anxiety disorder. *Psychotherapy and Psychosomatics, 78,* 106–115. http://doi.org/10.1159/000201936

Hoyer, J. & Heidrich, S. (2009). Wann sind Sorgen pathologisch? *Verhaltenstherapie, 19,* 33–39. http://doi.org/10.1159/000201938

Hoyer, J. & Margraf, J. (2012). *Angstdiagnostik.* Berlin: Springer.

In-Albon, T. & Schneider, S. (2007). Psychotherapy of childhood anxiety disorders: a meta-analysis. *Psychotherapy and Psychosomatics, 76,* 15–24. http://doi.org/10.1159/000096361

Jacobi, C. & Margraf, J. (2009). Somatische Differentialdiagnose. In J. Margraf & S. Schneider (Hrsg.), *Lehrbuch der Verhaltenstherapie* (Bd. 1, S. 450–464). Berlin: Springer.

Jansen, A. (2005). Reizexposition mit Reaktionsverhinderung bei der Binge-Eating Disorder. In P. Neudeck & H.-U. Wittchen (Hrsg.), *Konfrontationstherapie bei psychischen Störungen* (S. 249–268). Göttingen: Hogrefe.

Jones, M.C. (1924). A laboratory study of fear: The case of Peter. *Pediatric Seminars, 31,* 308–315.

Kampmann, I.L., Emmelkamp, P.M.-G., Hartanto, D., Brinkman, W.-P., Zijlstra, B.J.-H. & Morina, N. (2016). Exposure to virtual social interactions in the treatment of social anxiety disorder: A randomized controlled trial. *Behaviour Research and Therapy, 77,* 147–156. http://doi.org/10.1016/j.brat.2015.12.016

Lader, M.H. & Wing, L. (1966). *Physiological measures, sedative drugs, and morbid anxiety.* London: Oxford University Press.

Lass-Hennemann, J. & Michael, T. (2014). Endogenous cortisol levels influence exposure therapy in spider phobia. *Behaviour Research and Therapy, 60,* 39–45. http://doi.org/10.1016/j.brat.2014.06.009

Legenbauer, T. & Vocks, S. (2013). *Manual der kognitiven Verhaltenstherapie bei Anorexie und Bulimie.* Göttingen: Hogrefe.

Lindenmeyer, J. (2005). Behandlung von Alkoholabhängigkeit. In P. Neudeck & H.-U. Wittchen (Hrsg.), *Konfrontationstherapie bei psychischen Störungen* (S. 201–225). Göttingen: Hogrefe.

Lindenmeyer, J. (2016). *Alkoholabhängigkeit.* Göttingen: Hogrefe. http://doi.org/10.1026/02791-000

Maercker, A., Zöllner, T. & Boos, A. (2005). Behandlung von Posttraumatischen Belastungsstörungen nach Typ-I-Traumata. In P. Neudeck & H.-U. Wittchen (Hrsg.), *Konfrontationstherapie bei psychischen Störungen* (S. 335–352). Göttingen: Hogrefe.

Marks, I.M. (1975). Behavioral treatments of phobic and obsessive compulsive disorders: A critical appraisal. In M. Hersen, R.M. Eisler & P.M. Miller (Eds.), *Progress in behavior modification* (Vol. 1). New York: Academic Press.

Marks, I.M. (1987). *Fears, phobias, and rituals.* New York: Academic Press.

Margraf, J. (1994). *Mini-DIPS. Diagnostisches Kurz-Interview bei psychischen Störungen.* Berlin: Springer. http://doi.org/10.1007/978-3-662-06753-6

Margraf, J. & Schneider, S. (1989). *Panik. Angstanfälle und ihre Behandlung.* Berlin: Springer.

Margraf, J. & Schneider, S. (2009). Diagnostik psychischer Störungen mit strukturierten Interviews. In J. Margraf & S. Schneider (Hrsg.), *Lehrbuch der Verhaltenstherapie* (Bd. 1, S. 339–362). Berlin: Springer.

McMillan, D. & Lee, R. (2010). A systematic review of behavioral experiments vs. exposure alone in the treatment of anxiety disorders: A case of exposure while wearing the emperor's new clothes? *Clinical Psychology Review, 30,* 467–478. http://doi.org/10.1016/j.cpr.2010.01.003

Meulders, A., Van Daele, T., Volders, S. & Vlaeyen, J.W.S. (2016). The use of safety-seeking behavior in exposure-based treatments for fear and anxiety: benefit or burden? A meta analytic review. *Clinical Psychology Review, 45,* 144–156. http://doi.org/10.1016/j.cpr.2016.02.002

Meuret, A.E., Wolitzky-Taylor, K.B., Twohig, M.P. & Craske, M.G. (2012). Coping skills and exposure therapy in Panic Disorder and Agoraphobia: Latest advances and future directions. *Behavior Therapy, 43,* 271–284. http://doi.org/10.1016/j.beth.2011.08.002

Meyerbröker, K. & Emmelkamp, P.M.G. (2010). Virtual reality exposure therapy in anxiety disorders: A systematic review of process-and-outcome studies. *Depression and Anxiety, 27,* 933–944. http://doi.org/10.1002/da.20734

Michael, T., Munsch, S. & Margraf, J. (2009). Exposition und Konfrontation. In M. Hautzinger & P. Pauli (Hrsg.), *Psychotherapeutische Methoden* (Enzyklopädie der Psychologie, Serie Psychologische Interventionsmethoden, Bd. 2, S. 325–386). Göttingen: Hogrefe.

Mitte, K. (2005). A meta-analysis of the efficacy of psycho- and pharmacotherapy in panic disorder with and without agoraphobia. *Journal of Affective Disorders, 88,* 27–45. http://doi.org/10.1016/j.jad.2005.05.003

Mystkowski, J.L., Craske, M.G. & Echiverri, A.M. (2002). Treatment context and return of fear in spider phobia. *Behavior Therapy, 33,* 399–416. http://doi.org/10.1016/S0005-7894(02)80035-1

Neudeck, P. (2015). *Expositionsverfahren.* Weinheim: Beltz.

Neuner, F. (2008). Stabilisierung vor Konfrontation in der Traumatherapie – Grundregel oder Mythos? *Verhaltenstherapie, 18,* 109–118. http://doi.org/10.1159/000134006

Norberg, M.M., Krystal, J.H. & Tolin, D.F. (2008). A meta-analysis of D-cycloserine and the facilitation of fear extinction and exposure therapy. *Biological Psychiatry, 63,* 1118–1126. http://doi.org/10.1016/j.biopsych.2008.01.012

Olatunji, B.O., Cisler, J.M. & Deacon, B.J. (2010). Efficacy of cognitive behavioral therapy for anxiety disorders: a review of meta-analytical findings. *Psychiatric Clinics of North America, 33,* 557–577. http://doi.org/10.1016/j.psc.2010.04.002

Olatunji, B.O., Davis, M.L., Powers, M.B. & Smits, J.A. (2013). Cognitive-behavioral therapy for obsessive-compulsive disorder: a meta-analysis of treatment outcome and moderators. *Clinical Psychology Review, 47,* 33–41.

Opris, D., Pintea, S., Garcia-Palacios, A., Botella, C., Szamosközi, S. & David, D. (2012). Virtual reality exposure therapy in anxiety disorders: A quantitative meta-analysis. *Depression and Anxiety, 29,* 85–93. http://doi.org/10.1002/da.20910

Öst, L.-G. (1989a). One-session treatment for specific phobias. *Behaviour Research and Therapy, 27,* 1–7. http://doi.org/10.1016/0005-7967(89)90113-7

Öst, L.-G. (1989b). A maintenance program for behavioral treatment of anxiety disorders. *Behaviour Research and Therapy, 27,* 123–130. http://doi.org/10.1016/0005-7967(89)90070-3

Öst, L.-G. & Sterner, U. (1987). Applied tension: a specific behavioral method fort he treatment of blood phobia. *Behaviour Research and Therapy, 25,* 25–29. http://doi.org/10.1016/0005-7967(87)90111-2

Otto, M.W., Kredlow, M.A., Smits, J.A.J., Hofmann, S.G., Tolin, D.F., de Kleine, R.A. et al. (2016). Enhancement of psychosocial treatment with D-cycloserine: Models, moderators, and future directions. *Biological Psychiatry, 80,* 274–283. http://doi.org/10.1016/j.biopsych.2015.09.007

Otto, M.W., McHugh, K. & Kantak, K.M. (2010). Combined pharmacotherapy and cognitive-behavioral therapy for anxiety disorders: medication effects, glucocorticoids, and attenuated treatment outcomes. *Clinical Psychology: Science and Practice, 17,* 91–103. http://doi.org/10.1111/j.1468-2850.2010.01198.x

Ougrin, D. (2011). Efficacy of exposure versus cognitive therapy in anxiety disorders: systematic review and meta-analysis. *BMC Psychiatry, 11,* 200. http://doi.org/10.1186/1471-244X-11-200

Podina, I.R., Koster, E.H.W., Philippot, P., Dethier, V. & David, D.O. (2013). Optimal attentional focus during exposure in specific phobia: A meta-analysis. *Clinical Psychology Review, 33,* 1172–1183. http://doi.org/10.1016/j.cpr.2013.10.002

Powers, M.B., Halpern, J.M., Ferenschak, M.P., Gillihan, S.J. & Foa, E.B. (2010). A meta-analysis review of prolonged exposure for posttraumatic stress disorder. *Clinical Psychology Review, 30,* 635–641. http://doi.org/10.1016/j.cpr.2010.04.007

Powers, M.B., Sigmarsson, S.R. & Emmelkamp, P.M.G. (2008). A meta-analytic review of psychological treatments for social anxiety disorder. *International Journal of Cognitive Therapy, 1,* 94–113. http://doi.org/10.1521/ijct.2008.1.2.94

Powers, M.B., Smits, J.A.J. & Telch, M.J. (2004). Disentangling the effects of safety behavior utilization and safety-behavior availability during exposure-based treatment: A placebo-controlled Trial. *Journal of Consulting and Clinical Psychology, 72,* 448–454. http://doi.org/10.1037/0022-006X.72.3.448

Powers, M.B., Smits, J.A.J., Whitley, D. & Bystritsky, A. (2008). The effect of attributional processes concerning medication taking on return of fear. *Journal of Consulting and Clinical Psychology, 76,* 487–490. http://doi.org/10.1037/0022-006X.76.3.478

Rachman, S., Craske, M. & Tallman, K. (1986). Does escape behavior strengthen agoraphobic avoidance? A replication. *Behavior Therapy, 17,* 366–384. http://doi.org/10.1016/S0005-7894(86)80069-7

Reinecker, H. & Lakatos, L. (2005). Was kommt nach dem Ritual? Umgang mit Emotionen während und nach der Exposition. In P. Neudeck & H.-U. Wittchen (Hrsg.), *Konfrontationstherapie bei psychischen Störungen* (S. 127–142). Göttingen: Hogrefe.

Rohsenow, D.J., Monti, P.M. & Abrams, D.B. (1995). Cue exposure treatment in alcohol dependence. In D.C. Drummond, S.T. Tiffany, S. Glautier & B. Remington (Eds.), *Addictive behavior: Cue exposure theory and practice* (pp. 169–196). Chichester: Wiley.

Rosa-Alcazar, A.I., Sanchez-Meca, J., Gomez-Conesa, A. & Marin-Martinez, F. (2008). Psychological treatment of obsessive-compulsive disorder: a meta-analysis. *Clinical Psychology Review, 28,* 1310–1325. http://doi.org/10.1016/j.cpr.2008.07.001

Roth, C., Siegl, J., Aufdermauer, N. & Reinecker, H. (2004). Therapie von Angst- und Zwangspatienten in der verhaltenstherapeutischen Praxis. *Verhaltenstherapie, 14,* 16–21. http://doi.org/10.1159/000078027

Ruhmland, M. & Margraf, J. (2001a). Effektivität psychologischer Therapien von spezifischer Phobie und Zwangsstörung. *Verhaltenstherapie, 11,* 14–26. http://doi.org/10.1159/000050321

Ruhmland, M. & Margraf, J. (2001b). Effektivität psychologischer Therapien von generalisierter Angststörung und sozialer Phobie. *Verhaltenstherapie, 11,* 27–40. http://doi.org/10.1159/000050321

Ruhmland, M. & Margraf, J. (2001c). Effektivität psychologischer Therapien von Panik und Agoraphobie: Meta-Analysen auf Störungsebene. *Verhaltenstherapie, 11,* 41–53. http://doi.org/10.1159/000050323

Sanchez-Meca, J., Rosa-Alcazar, A. I., Marin-Martinez, F. & Gomez-Conesa, A. (2010). Psychological treatment of panic disorder with and without agoraphobia: a meta-analysis. *Clinical Psychology Review, 30,* 37–50. http://doi.org/10.1016/j.cpr.2009.08.011

Schneider, S. & Margraf, J. (1998). *Agoraphobie und Panikstörung.* Göttingen: Hogrefe.

Schneider, S. & Margraf, J. (Hrsg.). (2006). *Diagnostisches Interview bei psychischen Störungen (DIPS für DSM-IV-TR)* (3. Aufl.). Berlin: Springer.

Schubert, K., Siegl, J. & Reinecker, H. (2003). Kognitive Verhaltenstherapie bei der Behandlung von Angst- und Zwangsstörungen innerhalb der kassenärztlichen Versorgung. *Verhaltenstherapie und Verhaltensmedizin, 24* (2), 225–237.

Siev, J. & Chambless, D. L. (2007). Specificity of treatment effects: cognitive therapy and relaxation for generalized anxiety and panic disorder. *Journal of Consulting and Clinical Psychology, 75,* 513–522. http://doi.org/10.1037/0022-006X.75.4.513

Smits, J. A.-J., Rosenfield, D., Otto, M. W., Powers, M. B., Hofmann, S. G., Telch, M. J. et al. (2013). D-cycloserine enhancement of fear extinction is specific to successful exposure sessions: Evidence from the treatment of height phobia. *Biological Psychiatry, 73,* 1054–1058. http://doi.org/10.1016/j.biopsych.2012.12.009

Soravia, L. M., Heinrichs, M., Winzeler, L., Fisler, M., Schmitt, W., Horn, H. et al. (2014). Glucocorticoids enhance in vivo exposure-based therapy of spider phobia. *Depression and Anxiety, 31,* 429–435. http://doi.org/10.1002/da.22219

Sripada, R. K. & Rauch, S. A. M. (2015). Between-session and within-session habituation in prolonged exposure therapy for posttraumatic stress disorder: a hierarchical linear modeling approach. *Behavior Research and Therapy, 30,* 81–87.

Stampfl, T. G. & Lewis, D. J. (1967). Essentials of implosive therapy: A learning-theory-based psychodynamic behavioral therapy. *Journal of Abnormal Psychology, 72,* 496–503. http://doi.org/10.1037/h0025238

Stewart, R. E. & Chambless, D. L. (2009). Cognitive-behavioral therapy for adult anxiety disorders in clinical practice: a meta-analysis of effectiveness studies. *Journal of Consulting and Clinical Psychology, 77,* 595–606. http://doi.org/10.1037/a0016032

Tangen, J. M., Murphy, S. C. & Thompson, M. B. (2011). Flashed face distortion effect: Grotesque faces from relative spaces. *Perception, 40,* 628–630. http://doi.org/10.1068/p6968

Taylor, S. (2000). *Understanding and treating panic disorder.* New York: Wiley.

Van den Berg, D. P. G., de Bont, P. A. J. M., van den Vleugel, B. M., de Roos, C., de Jongh, A., van Minnen, A.. & van der Gaag, M. (2015). Prolonged exposure vs. eye movement desensitization and reprocessing vs waiting list for posttraumatic stress disorder in patients with a psychotic disorder. *JAMA Psychiatry, 72,* 259–267. http://doi.org/10.1001/jamapsychiatry.2014.2637

van Minnen, A., Harned, M. S., Zoellner, L. & Mills, K. (2012). Examining potential contraindications for prolonged exposure therapy for PTSD. *European Journal of Psychotraumatology, 3,* 18805. http://doi.org/10.3402/ejpt.v3i0.18805

Westphal, D., Gerlach, A. L., Lang, T., Wittchen, H.-U., Hamm, A. O., Ströhle, A. et al. (2015). Die Effekte interozeptiver Expositionsübungen in der Kognitiven Verhaltenstherapie von Panikstörung mit Agoraphobie. *Verhaltenstherapie, 25,* 268–276. http://doi.org/10.1159/000441508

Williams, S. L., Kinney, P. J. & Falb, J. (1989). Generalization of therapeutic changes in agoraphobia: The role of perceived self-efficacy. *Journal of Consulting and Clinical Psychology, 57,* 436–442. http://doi.org/10.1037/0022-006X.57.3.436

Williams, S. L., Turner, S. M. & Peer, D. F. (1985). Guided mastery and performance desensitization treatments for severe acrophobia. *Journal of Consulting and Clinical Psychology, 53,* 237–247. http://doi.org/10.1037/0022-006X.53.2.237

Wittchen, H.-U., Wunderlich, U., Gruschwitz, S. & Zaudig, M. (1997). *Strukturiertes Klinisches Interview für DSM-IV, Achse-I (SKID-I).* Gottingen: Hogrefe.

Wolitzky, K. B. & Telch, M. J. (2009). Augmenting in vivo exposure with fear antagonistic actions: A preliminary test. *Behavior Therapy, 40,* 57–71.

Wolitzky-Taylor, K. B., Horowitz, J. D., Powers, M. B. & Telch, M. J. (2008). Psychological approaches in the treatment of specific phobias: A meta-analysis. *Clinical Psychology Review, 28,* 1021–1037. http://doi.org/10.1016/j.cpr.2008.02.007

Wolpe, J. (1954). Reciprocal Inhibition as the Main Basis of Psychotherapeutic Effects. *Archives of Neurology and Psychiatry, 72* (2), 205–226. http://doi.org/10.1001/archneurpsyc.1954.02330020073007

Wolpe, J. (1958). *Psychotherapy by reciprocal inhibition.* Stanford, CA: Stanford University Press.

8 Anhang

Ableitung des Konfrontationsrationals (Schneider & Margraf, 1998)

a) Grafische Darstellung der bisherigen Erfahrungen in Angstsituationen:

- Patient zeichnet den bisherigen Verlauf seiner Ängste (inkl. Situationsmerkmale, Symptome, Verhaltensweisen) in einen Graphen ein. Der waagerechte Graph stellt den Zeitverlauf dar, der senkrechte das Ausmaß der Erregung bzw. Angst von 0 bis 10.
- Exploration von Wendepunkten: *Wieso ist es an dieser Stelle zum Angstrückgang gekommen?*

b) Erläuterung der bisherigen Lerngeschichte:

- Therapeutin macht deutlich, dass das Vermeidungsverhalten des Patienten die Angst kurzfristig reduziert, langfristig aber zur Stabilisierung der Angstreaktionen führt.
- Bedeutung von Sicherheitsverhalten wird herausgearbeitet: *Stellen Sie sich vor, dass Sie in dieser Situation kein Handy, keine Notfalltropfen, keine Glücksarmbänder etc. dabeigehabt hätten – wozu wäre es in der Situation Ihrer Meinung nach dann möglicherweise gekommen? (...) Das heißt eigentlich ist Ihre Erfahrung die, dass Sie bislang Glück gehabt haben oder Sie aufgrund bestimmter Vorsichtsmaßnahmen die Situation gemeistert haben, richtig?*

c) Gedankenexperiment: Was wäre wenn ...?

- Anleitung eines rein hypothetischen Gedankenexperiments: *Stellen Sie sich vor, Sie würden in einem Aufzug stecken bleiben – ganz hypothetisch. Sie wären alleine in dem Aufzug und dieser würde steckenbleiben. Stellen wir uns jetzt noch vor, dass es Freitagabend ist, der Hausmeister schon nach Hause gegangen ist und der Notknopf nicht funktioniert. Wie stark wäre Ihre Angst? (...) Wie ginge das dann weiter?*
- Patient zeichnet den Angstverlauf in dieser hypothetischen Situation in einen Graphen ein.
- Therapeutin fordert den Patienten mit „sanfter Penetranz“ immer wieder auf, das Gedankenexperiment weiterzudenken.

- Wiederholung des Experiments: *Stellen Sie sich vor, Sie würden am nächsten Tag wieder in dem gleichen Fahrstuhl steckenbleiben: Was passiert mit Ihrer Angst? usw.*
- Vergleich „alter" und „neuer" Wendepunkte und Ableitung des Behandlungsrationals: *Was könnte das nun für ein mögliches therapeutisches Vorgehen bedeuten? Ja, genau – Sie müssten Ihre Befürchtungen prüfen und sich der damit verbundenen Angst aussetzen und dies ganz oft wiederholen, um neue Erfahrungen zu machen und darüber eine Angstreduktion möglich zu machen.*

d) Erläuterung des Therapieziels:

- Wiederholung des Therapierationals.
- Konkretisieren für den jeweiligen Patienten: *In Ihrem Fall würde das also bedeuten, dass …*

Gestaltung von Expositionen (Abramowitz et al., 2012, S. 108)

a) *Seien Sie darauf vorbereitet, Angst zu erleben.* Das Ziel ist es, einen deutlichen Angstanstieg und -abfall in der Situation zu erleben. Das Erleben von Angst verweist darauf, dass die Situation gut gewählt wurde und die Exposition richtig gemacht wird.

b) *Tun Sie nichts, um Ihre Angst abzuschwächen.* Lassen Sie die Angst einfach zu.

c) *Nutzen Sie keinerlei Sicherheitsverhalten vor, während und nach der Exposition.* Um von der Exposition optimal zu profitieren, dürfen keine Sicherheitsverhaltensweisen (inkl. Rückversicherung, Ablenkung, Medikamente, Alkohol) genutzt werden. Schon kleine Sicherheitsstrategien können den Effekt der Exposition zunichtemachen.

d) *Testen Sie Ihre Befürchtungen.* Fragen Sie sich vor der Exposition, was Sie in der Situation befürchten. Überprüfen Sie während der Konfrontation – wie ein Wissenschaftler –, ob die Befürchtung eintritt. Überlegen Sie nach der Konfrontation, wie das Erlebte zu Ihrer Befürchtung passt.

e) *Konzentrieren Sie sich auf Ihre Angst.* Beobachten Sie während der Exposition, wie ängstlich/angespannt Sie sind. Nutzen Sie hierfür eine Skala von 0 („gar nicht ängstlich") bis 10 („extrem ängstlich").

f) *Bleiben Sie in der Situation, bis die Angst nachgelassen hat* und zwar egal, wie lange das dauert. Wenn Sie die Situation ängstlich verlassen, wird Ihre Angst weiter zunehmen.

g) *Wiederholen Sie die Exposition so oft, bis Sie keine Angst mehr erleben.* Je mehr Sie üben, umso rascher wird die Angst weniger werden.

h) *Üben Sie in unterschiedlichen Situationen/Kontexten.* Das Üben in verschiedenen Kontexten wird dazu beitragen, dass sich Ihre Erfolge festigen und Sie Ihre Angstsymptome langfristig überwinden.

Umgang mit Vor- bzw. Rückfällen (Taylor, 2000)

a) *Machen Sie sich klar, dass ein Vorfall kein Rückfall ist.* Gelegentliches Wiederauftreten von Symptomen ist zu erwarten und es ist unproblematisch, solange angemessen hiermit umgegangen wird.

b) *Analysieren Sie die Situation.* Versuchen Sie, zu verstehen, was den Vorfall ausgelöst haben könnte: War die Situation in irgendeiner Weise besonders (insbesondere im Vergleich zu anderen Situationen, in denen keine Angstsymptome aufgetreten sind)?

c) *Konfrontieren Sie sich.* Suchen Sie die Situation erneut auf und konfrontieren Sie sich. Bleiben Sie so lange in der Situation, bis die Angst nachgelassen hat und Sie Ihre Befürchtungen überprüfen konnten.

d) *Begrenzen Sie den Vorfall.* Einen Vorfall kann man sich wie ein kleines Feuer vorstellen – es kann rasch gelöscht werden oder es kann sich zu einem großen Brand ausweiten, wenn nicht zügig reagiert wird. Um zu verhindern, dass Angsterleben sich erneut auf verschiedene Situationen ausbreitet, sollten in sämtlichen Situationen, in denen (auch leichte) Ängste erlebt werden, erneute Konfrontationen durchgeführt werden.

e) *Wenn selbstgeleitete Expositionen nicht funktionieren, dann melden Sie sich umgehend bei Ihrem Behandler.* Möglicherweise kann dieser ein paar therapeutenbegleitete Expositionen anbieten.